2024

医院品质管理
优秀案例集

Best Practices in Hospital
Quality Management

顾华　缪建华　骆晓琳　主编

ZHEJIANG UNIVERSITY PRESS
浙江大学出版社
·杭州·

图书在版编目（CIP）数据

2024 医院品质管理优秀案例集 / 顾华，缪建华，骆晓琳主编. -- 杭州 ：浙江大学出版社，2025．5.

ISBN 978-7-308-25990-3

Ⅰ．R197.32

中国国家版本馆 CIP 数据核字第 2025K0A349 号

2024医院品质管理优秀案例集

顾　华　缪建华　骆晓琳　主编

责任编辑	赵　静
责任校对	胡　畔
封面设计	林智广告
出版发行	浙江大学出版社
	（杭州市天目山路148号　邮政编码310007）
	（网址：http://www.zjupress.com）
排　　版	杭州林智广告有限公司
印　　刷	杭州钱江彩色印务有限公司
开　　本	710mm×1000mm　1/16
印　　张	18.25
字　　数	270千
版 印 次	2025年5月第1版　2025年5月第1次印刷
书　　号	ISBN 978-7-308-25990-3
定　　价	88.00元

编 委 会

主 编

顾 华 浙江省医疗服务管理评价中心　　缪建华 浙江省医疗服务管理评价中心
骆晓琳 浙江省医疗服务管理评价中心

副主编

华中生 浙江大学　　　　　　　　　　　张 政 浙江大学
全英玲 浙江省医疗服务管理评价中心　　江鑫柱 浙江省医疗服务管理评价中心

编 委（按姓氏笔画排序）

王华芬 浙江大学医学院附属第一医院　　王临润 浙江大学医学院附属第一医院
王跃胜 东阳市人民医院　　　　　　　　付自政 浙江大学
冯志仙 树兰（杭州）医院　　　　　　　朱玲凤 浙江省台州医院
朱胜春 嘉兴市第二医院　　　　　　　　孙丹萍 浙江大学医学院附属第一医院
李 盈 浙江大学医学院附属第一医院　　李 琴 浙江大学医学院附属第一医院
汪 洋 浙江省医疗服务管理评价中心　　陆 晨 嘉兴市第二医院
陈水红 浙江大学医学院附属第二医院　　陈巧莉 浙江省医疗服务管理评价中心
陈秀芳 绍兴市人民医院　　　　　　　　陈美芬 丽水市中心医院
陈海飞 台州市第一人民医院　　　　　　陈弇菲 丽水市人民医院
林 凯 浙江省医疗服务管理评价中心　　罗 洁 浙江大学医学院附属第一医院
周 桉 浙江省医疗服务管理评价中心　　周益飞 浙江大学医学院附属第一医院
周勤学 湖州市第一人民医院　　　　　　俞 斌 浙江大学医学院附属第二医院
姜泽伟 嘉兴市第一医院　　　　　　　　徐 莉 温州医科大学附属第二医院
徐 静 天祥医疗东方医院　　　　　　　唐卓悦 浙江省医疗服务管理评价中心
鲍丽娜 浙江大学

前 言
PREFACE

　　提高医疗质量、保障患者安全是实现卫生健康现代化的重要保障，是深化医药卫生体制改革的重要部署，也是实现公立医院高质量发展的重要举措。在卫生健康领域引入质量管理工具是持续改进医疗质量的"关键一招"。浙江省医疗服务管理评价中心和浙江省医疗质量控制与评价办公室自2015年以来已连续举办十届浙江省医院品管大赛，搭建了全省医疗机构交流品质改善经验、展示成果和推动工具应用的平台。

　　此项赛事得到了浙江省卫生健康委员会的大力支持和省内医疗机构的积极参与和响应。大赛从初创时的青涩逐渐走向成熟，其影响力也日益扩大，评审规则逐步完善。每一届大赛都会涌现出一批优秀的改善案例，多元化趋势日益明显。参赛机构逐步覆盖全省各类各级医疗机构；项目团队逐步形成跨学科协作机制，涵盖医疗、护理、药学、医技、行政、后勤等多个领域；改进方法涉及品管圈（QCC）、质量功能展开（QFD）、戴明环（PDCA）、六西格玛、根本原因分析（RCA）、失效模式与效应分析（HFMEA）、平衡计分卡等管理工具；初步形成了以问题和需求为导向的医疗质量管理体系，迭代优化了具体路径、抓手和举措。

　　在大赛的积极推动下，浙江省医疗机构卫生服务能力和效率稳步提升，服务流程逐步优化，医疗差错精准防范，切实保障医疗质量和安全，患者就医体验和满意度得到显著改善，有力促进了浙江省卫生健康事业的发展。

正值大赛十周年之际，我们精心策划并编写这本案例集，希望进一步发挥品质管理大赛对医疗质量改善活动的推动作用。本书以"代表性、可推广、可复制"为原则，从报名参加2024年浙江省医院品管大赛的826个案例中精心挑选了10个医院质量改进的优秀案例，涉及服务流程、患者安全、医院信息化、患者体验等多个主题，从患者、医生、医院等多角度出发，跨部门、多学科合作改善，充分展示了全省医疗机构在品质改善方面的创新实践和丰硕成果。

每个案例都按照品质管理工具的方法和步骤进行叙述，详细描述了改善的背景、目标、过程、成果以及经验学习等，让读者能够清晰地了解改善的全过程。此外，我们还邀请了国内知名的医疗质量管理专家从管理和医疗的角度，分别对案例内涵、管理工具使用以及改进方向等方面进行点评，深入剖析案例的亮点和不足，帮助读者在学习和借鉴中不断提升品质改善能力。

由于篇幅所限，本案例集只收录了2024年的部分作品，遗珠之憾在所难免。通过本书，我们希望读者可以更加深入地了解品质改善的理念和方法，掌握科学的管理工具，从而在自己的工作中不断创新、持续改进，为患者提供更加优质、高效的医疗服务。同时，我们也期待更多的医疗机构和医疗工作者能够积极参与到改善活动中来，共同推动医疗品质的提升和卫生健康事业的发展。

最后，谨向参与本书编纂的诸位专家及同仁致以诚挚谢意，你们的专业见解与不懈努力是本书得以完成的坚实基础。期待未来有更多合作机会，共同书写更多精彩篇章。

目 录
CONTENTS

缩短中毒患者首次医疗接触至血液净化上机时间

I导读
Introduction

自医疗机构开展品管圈以来，大部分的活动主题都是针对工作现场中产生的不良问题，属于问题解决型品管圈。这些问题或是与现行标准有差距，或是与患者的期望值有出入等，表现为工作效率低下、差错率居高不下、质量不达标、满意度下降，等等。通过现状分析，探讨解决问题的重点，寻找要因、真因，拟定对策，实现问题的解决和质量的提高，其质量改进模式称为问题解决型品管圈。

一、圈的介绍

白羽圈组圈于2010年，本次品管圈活动由浙江大学医学院附属第一医院（简称浙医一院）急诊科、药学部、肾脏病中心、血液净化中心、检验科、医务部等多部门共同协作参与。其致力于通过团队协作，实现医疗质量安全管理及品质持续改进。

二、主题选定

（一）选题过程

为了提升中毒患者急救质量和效率，为患者提供一体化综合救治服务，医院需进一步完善多学科分工协作及诊疗机制，加强医院各相关科室统筹协调。中毒患者首次医疗接触至血液净化上机时间是急性中毒救治的一个关键部分，对患者的生存和康复具有重要意义。在与相关医疗专业人员和急救团队的讨论中，我们发现，这一时间的延长可能会影响治疗效果与临床结局，因此决定将其作为品管圈项目的主题（见表1）。

表1 主题选定

主题	上级政策	可行性	迫切性	圈能力	总分	选定
提高24小时内缺血性卒中患者DPT合格率	2.69	3.62	2.85	3.77	12.92	
提高STEMI患者直接PCI治疗D2B时间的合格率	4.38	3.92	3.46	2.38	14.15	
缩短中毒患者首次医疗接触至血液净化上机时间	4.69	4.23	3.62	3.61	16.15	√
提高口服药给药正确率	2.38	3.15	2.23	3.31	11.23	

续表

主题	上级政策	可行性	迫切性	圈能力	总分	选定
优化急诊留抢患者订餐流程	3.63	2.85	2.85	2.23	11.38	
提高预检分诊正确率	3.62	3.30	3.00	3.31	13.23	

注：分别对上级政策、可行性、迫切性、圈能力四个方面进行评分，满分20分，每项最高5分，总分第一顺位确定为本次主题。

制表人：周××　制表时间：2023年1月

（二）名词定义

1.首次医疗接触：患者发病后第一次与医院急诊医护人员接触的时刻。

2.血液净化：把患者血液引出体外并通过一种净化装置，清除某些致病物或毒物，达到治疗目的的一种医疗技术。

（三）衡量指标

1.主要指标

首次医疗接触至血液净化上机时间：从患者首次医疗接触至血液净化治疗上机所需要的时间。

2.次要指标

（1）检验报告完成时间：从医嘱开具至检验标本出报告时间。

（2）洗胃完成时间：从医嘱开具至患者洗胃结束时间。

（3）中毒患者在院期间死亡率：死亡率=中毒患者死亡人数/同期中毒患者总人数×100%。

（四）选题理由

1.国家统计局公布的《中国卫生健康统计年鉴2022》显示，在城市和农村，中毒是继心脏病、恶性肿瘤、脑血管疾病、呼吸系统疾病后的第五大死亡原因，是我国重要的公共卫生问题之一。巩固扩大中毒救治领先优势，加强标准引领和质量支撑，为百姓提供实实在在的高质量医疗服务。

2.血液净化治疗是毒物吸收入血液后促进毒物排泄的主要方法。《急性中毒诊断与治疗中国专家共识》指出，有条件、有适应证时应尽早进行血液净化，2~4小时内开展效果显著。

3.浙医一院作为浙江省中毒急救与防治中心、浙江省危化中毒救治基地，每年救治中毒患者800余例。回顾2022年1月至2022年12月就诊的中毒患者，该院首诊且住院治疗的中毒患者共计582例，其中564例为口服各类毒物中毒，18例为吸入气体中毒。在这些患者中进行血液净化治疗的有397例，占中毒救治人数的70.39%。

三、活动计划拟订

本期活动于2023年1月启动，2023年11月完成（见表2）。

表2　活动计划

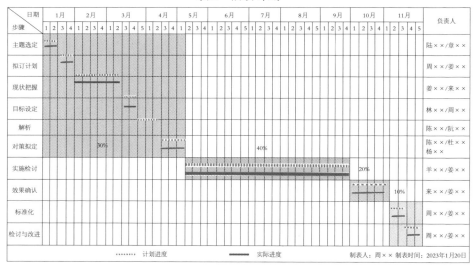

四、现况把握

（一）改善前工作流程（如图1所示）

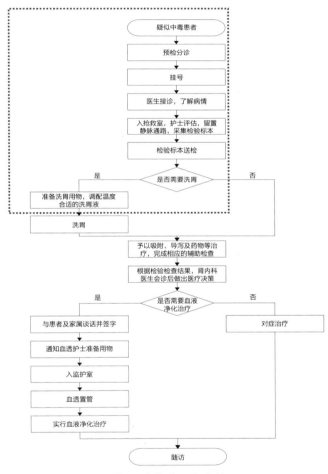

图1 改善前工作流程

（二）流程分解

依据浙江省医学会中毒学分会质控管理要求及专家指导意见，查阅文献，拆解流程，使用专家会议法及院内无障碍测试，将中毒患者救治过程分成7个环节（如图2所示），分别为：患者到达急诊科至预检分诊完成、急诊医护接诊完成、检验医嘱开具至报告完成、洗胃完成、辅助检查完成、医疗谈话至患者及家属决策完成、家属决策完成至血液净化上机完成，并确定各环节的最佳完成时间。

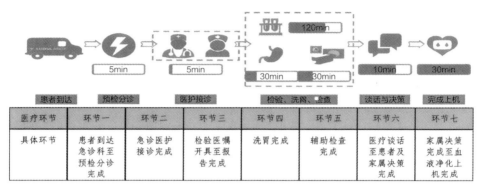

图2　中毒救治环节及最佳完成时间

（三）数据收集及结果分析

改善前查检30份中毒患者病例，统计出首次医疗接触至血液净化时间平均为4.6小时，高于《急性中毒诊断与治疗中国专家共识》建议的2~4小时。在总计210个救治环节中，合格环节数为116个，不合格环节数为94个，本次品管圈活动主要分析不合格环节（见表3）。

表3　改善前不合格环节数

医疗环节	环节三	环节七	环节四	环节二	环节五	环节六	环节一	合计
具体环节	检验医嘱开具至报告完成	家属决策完成至血液净化上机完成	洗胃完成	急诊医护接诊完成	辅助检查完成	医疗谈话至患者及家属决策完成	患者到达急诊科至预检分诊完成	
不合格环节数（份）	36	24	18	6	4	4	2	94
百分比（％）	38.29	25.53	19.15	6.39	4.25	4.26	2.13	100

制表人：周×　制表时间：2023年3月

（四）改善前柏拉图（如图3所示）

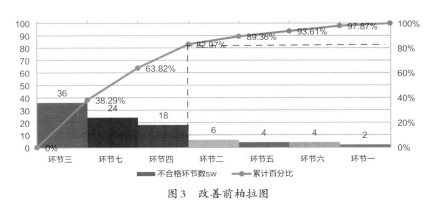

图3 改善前柏拉图

（五）结论

根据80/20法则，将环节三（检验医嘱开具至报告完成）、环节七（家属决策完成至血液净化上机完成）、环节四（洗胃完成）定为本期活动的改善重点。

五、目标设定

（一）目标值

计算公式：目标值 = 现况值 −（现况值 × 改善重点 × 圈能力）

$$= 4.6 − （4.6 × 0.82 × 0.70）= 1.96（小时）$$

（二）改善幅度

计算公式：改善幅度 =（现况值 − 目标值）/ 现况值 × 100%

$$= （4.6 − 1.96）/4.6 × 100\% = 57.3\%$$

六、解析

（一）原因分析

1.鱼骨图分析

环节三：检验医嘱开具至报告完成（如图4所示）。

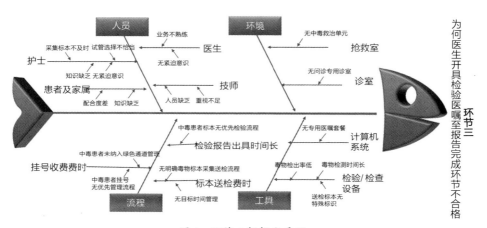

图4　环节三解析鱼骨图

环节四：洗胃完成（如图5所示）。

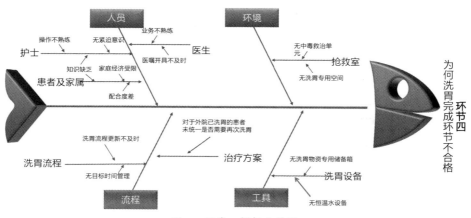

图5　环节四解析鱼骨图

环节七：家属决策至血液净化上机完成（如图6所示）。

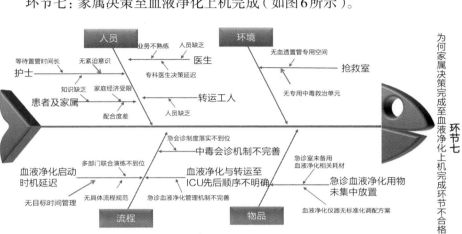

图6　环节七解析鱼骨图

2.要因分析

圈员参与评分，以重要性为依据，非常重要为5分，一般重要为3分，不重要为1分，逐条评分，根据80/20法则选定要因（见表4—表6）。

表4　环节三要因选定

编号	要因	圈员1	圈员2	圈员3	圈员4	圈员5	圈员6	圈员7	圈员8	圈员9	圈员10	圈员11	圈员12	圈员13	总分	选定
1	护士采集标本不及时	5	1	1	3	1	5	1	1	5	3	1	5	1	33	
2	护士试管选择不恰当	5	1	5	3	1	3	1	5	1	1	1	1	3	31	
3	护士知识缺乏	3	5	1	1	5	5	5	5	5	5	3	3		49	
4	护士无紧迫意识	5	1	1	3	5	1	5	3	3	3	5	5		47	
5	医生业务不熟练	1	5	1	3	5	1	3	5	5	3	5	5		45	
6	医生无紧迫意识	5	5	5	1	5	1	3	3	5	5	3	5		51	
7	患者及家属配合度差	1	5	3	5	5	1	3	3	3	3	1	1	5	43	
8	患者及家属知识缺乏	5	5	3	3	1	3	3	3	5	3	3	3		43	
9	技师人员缺乏	5	1	5	5	3	1	3	1	5	5	1	5		41	
10	技师重视不足	3	1	5	5	5	3	5	3	5	3	3	5		47	
11	无中毒救治单元	3	1	5	5	5	5	1	5	1	3	3	5		45	
12	无问诊专用诊室	5	3	3	5	1	3	5	1	1	5	5	1	5	45	

续表

编号	要因	圈员1	圈员2	圈员3	圈员4	圈员5	圈员6	圈员7	圈员8	圈员9	圈员10	圈员11	圈员12	圈员13	总分	选定
13	中毒患者未纳入绿色通道管理	5	3	5	5	1	5	5	3	5	5	5	5	5	57	√
14	中毒患者挂号无优先管理流程	1	5	3	5	5	5	1	5	5	3	5	3	3	49	
15	中毒患者标本无优先检验流程	3	1	5	1	5	1	5	5	1	5	3	5	5	45	
16	无明确毒物标本采集送检流程	5	5	3	5	5	1	5	5	5	5	3	5	5	57	√
17	无目标时间管理	1	5	5	3	3	5	5	1	5	5	1	1	3	43	
18	无专用医嘱套餐	5	5	1	5	5	5	5	5	5	5	5	5	5	61	√
19	毒物检出率低	5	5	5	5	3	5	5	5	5	5	3	5	5	61	√
20	送检标本无特殊标识	5	5	5	1	3	5	5	5	5	5	3	5	5	57	√
21	毒物检测时间长	5	5	5	5	5	3	5	3	5	5	5	3	5	59	√

表5　环节七要因选定

编号	要因	圈员1	圈员2	圈员3	圈员4	圈员5	圈员6	圈员7	圈员8	圈员9	圈员10	圈员11	圈员12	圈员13	总分	选定
1	护士等待置管时间长	1	5	5	5	1	5	1	3	5	1	5	1	3	41	
2	护士无紧迫意识	5	5	5	5	5	5	5	3	5	5	5	3	3	59	√
3	护士知识缺乏	5	5	5	5	5	5	5	5	5	5	5	5	5	65	√
4	医生业务不熟练	5	3	5	5	5	5	3	5	5	5	5	1	1	45	
5	医生缺乏	1	1	1	5	5	1	5	1	5	5	3	5	3	41	
6	专科医生决策延迟	5	3	5	1	3	5	5	5	5	5	5	5	5	47	
7	患者及家属知识缺乏	1	5	3	3	5	5	3	5	5	3	5	5	5	51	
8	患者及家属配合度差	5	5	5	3	1	5	5	5	5	5	5	3	1	43	
9	患者及家属家庭经济受限	5	3	3	3	1	1	5	5	5	5	5	3	1	43	
10	转运工人缺乏	1	5	5	5	5	5	5	5	5	5	3	3	3	51	
11	无血透置管专用空间	1	1	1	1	5	5	3	5	5	5	3	5	5	43	
12	无专用中毒救治单元	5	3	5	5	5	5	5	5	5	5	5	5	5	63	√
13	多部门联合演练不到位	5	5	5	5	5	5	5	5	5	5	5	5	5	65	√

续表

编号	要因	圈员1	圈员2	圈员3	圈员4	圈员5	圈员6	圈员7	圈员8	圈员9	圈员10	圈员11	圈员12	圈员13	总分	选定
14	无目标时间管理	5	5	5	5	5	5	5	5	5	5	5	5	5	65	√
15	无具体流程规范	5	5	5	5	3	5	5	1	5	1	1	5	5	51	
16	急诊会诊制度落实不到位	5	5	5	5	5	5	5	5	5	5	5	5	5	65	√
17	急诊血液净化管理机制不完善	5	5	5	5	5	5	5	5	5	5	5	5	5	65	√
18	急诊室未备用血液净化耗材	5	1	5	3	5	3	5	1	1	5	3	5	1	43	
19	血液净化仪器无标准化调配方案	5	1	5	3	5	3	5	1	1	5	3	5	1	43	

表6　环节四要因选定

编号	要因	圈员1	圈员2	圈员3	圈员4	圈员5	圈员6	圈员7	圈员8	圈员9	圈员10	圈员11	圈员12	圈员13	总分	选定
1	护士操作不熟练	5	5	3	5	5	5	3	5	5	3	5	5	5	59	√
2	护士无紧迫意识	1	5	1	5	3	5	1	1	3	5	5	5	5	45	
3	护士知识缺乏	1	3	3	5	5	5	5	3	5	1	5	5	5	51	
4	医生业务不熟练	3	5	5	5	1	3	3	1	3	5	5	5	5	49	
5	医生医嘱开具不及时	3	3	3	5	3	1	5	5	3	5	3	5	5	49	
6	患者及家属知识缺乏	1	5	3	5	5	5	3	5	3	3	1	5	5	49	
7	患者及家属家庭经济受限	1	1	1	3	5	5	5	3	5	5	3	5	1	43	
8	患者及家属配合度差	5	5	5	3	5	3	3	5	5	5	5	5	5	59	√
9	无中毒专用床位	5	1	5	3	5	5	1	5	3	5	5	5	1	43	
10	无洗胃专用空间	5	1	5	3	5	5	5	5	3	5	1	1	3	39	
11	洗胃流程更新不及时	5	3	5	5	5	5	5	3	5	5	5	5	5	61	√
12	无目标时间管理	5	1	1	3	5	5	1	5	5	3	5	1	1	41	
13	对于外院已洗胃的患者未统一是否需要再次洗胃	1	5	1	3	5	1	5	3	5	1	5	3	5	43	
14	无洗胃物资专用储备箱	3	5	5	5	5	5	5	3	5	5	5	5	5	61	√
15	无恒温水设备	5	5	3	5	5	5	5	5	5	5	3	5	5	61	√

3.各环节不合格要因（如图7—图9所示）

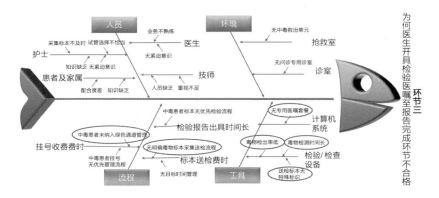

图7　环节三要因选定

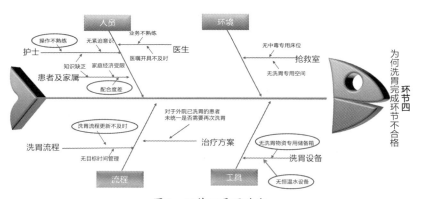

图8　环节四要因选定

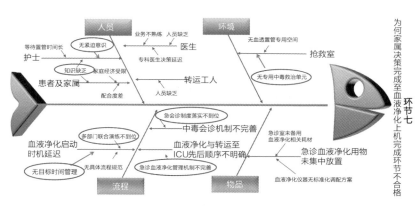

图9　环节七要因选定

（二）真因验证

运用亲和图法（KJ法）对17条要因归纳整合，并绘制真因验证查检表，全程追踪8位患者，访谈医生、护士、技师及工人共计64人次，得出四项真因（见表7）。

表7　真因验证

要因		次数（次）	累计百分比（%）
中毒患者救治流程不完善	中毒患者未纳入绿色通道管理	40	29.85
	无明确毒物标本采集送检流程		
	洗胃流程更新不及时		
	血液净化管理机制不完善		
	急会诊制度落实不到位		
无高效毒物检测平台	毒物检出率低	35	55.97
	毒物平均检测时间长		
中毒救治团队能力不足	洗胃操作不熟练	20	70.90
	多部门联合演练不到位		
	血液净化相关知识缺乏		
辅助设施不完善	无恒温水设备	15	82.09
	无洗胃物资专用储备箱		
	无专用中毒救治单元		
	无中毒专用医嘱套餐		
	中毒标本送检无特殊标识		
无目标时间管理		10	89.55
患者配合不佳		8	95.52
无紧迫意识		3	97.76
其他		3	100
合计		134	100

制表人：周×　制表时间：2023年4月

2. 真因验证柏拉图（如图10所示）

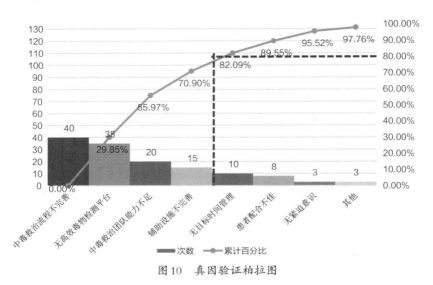

图10 真因验证柏拉图

七、对策拟定

经过头脑风暴、文献查证等方法进行对策分析，全体圈员就每一项评价项目，依可行性、经济性、圈能力等指标进行评分，评价方式如下：优为5分，可为3分、差为1分。共13人参与评分，总分260分，根据80/20法则，得分208分以上为可行对策，且经合并同类项，拟定四大对策群组（见表8）。

表8　对策拟定

真因		对策	决策					选定	执行人	执行时间	对策编号
			迫切性	可行性	圈能力	经济性	总分				
中毒患者救治流程不完善	中毒患者未纳入绿色通道管理	修订急诊绿色通道准入范围	50	55	49	55	209	√	来×	2023年6月	对策二
		协调120提前预警中毒患者	50	55	49	56	210	√	来×	2023年6月	
	无明确毒物标本采集送检流程	完善毒物标本采送流程	57	55	51	59	222	√	杨×	2023年6月	对策三
		申请安装标本自动送检装置	40	30	21	21	112	×			
	洗胃流程更新不及时	优化洗胃流程	65	55	49	55	224	√	阮×	2023年6月	对策二
		开展规范化模拟培训	50	55	49	55	209	√	陈×	2023年7月	对策三
	急诊血液净化管理机制不完善	优化中毒患者急诊处理流程	65	65	55	55	240	√	来×	2023年6月	对策二
		设置核查表提醒并记录时间节点	65	65	55	55	240	√	来×	2023年6月	
	急会诊制度落实不到位	实施急会诊智能化管理	49	55	49	55	208	√	林×	2023年6月	
		完善中毒救治质控体系	49	55	49	55	208	√	李×	2023年6月	
无高效毒物检测平台	毒物检出率低	建立临床未知毒物鉴定技术研究平台	57	55	51	59	222	√	羊×	2023年5月	对策一
		构建化合物筛查数据库	65	55	49	55	224	√	羊×	2023年5月	
	毒物平均检测时间长	建立临床未知毒物鉴定技术研究平台	57	55	51	59	222	√	羊×	2023年5月	
		建立毒物检测应急处理制度	50	55	49	55	209	√	杜×	2023年8月	对策四

续表

真因	对策	决策				总分	选定	执行人	执行时间	对策编号
		迫切性	可行性	圈能力	经济性					
多部门联合演练不到位	建立常态化多部门联合演练机制	50	55	49	55	209	√	李×	2023年8月	对策四
	完善中毒事件应急预案	50	55	49	55	209	√	周×	2023年8月	
洗胃操作不熟练	优化洗胃流程	57	55	51	59	222	√	来×	2023年6月	对策二
	开展规范化模拟培训评考核	57	55	51	59	222	√	陈×	2023年7	对策三
	设置核查表提醒并记录时间节点	57	55	51	59	222	√	林×	2023年6月	对策二
血液净化相关知识缺乏	选派人员至血液净化中心轮转学习	40	30	21	21	112	×			
	开展血液净化相关知识培训	65	55	49	55	224	√	姚×	2023年7月	对策三
无专用医嘱套餐	设置中毒患者专用医嘱套餐	50	55	49	55	209	√	林×	2023年6月	
中毒标本送检无特殊标识	设计中毒标本特殊标识，粘贴于试管上方，保证优先识别	49	55	49	55	208	√	阮×	2023年6月	对策二
无恒温温水设备	申领恒温箱	65	55	49	55	224	√	来×	2023年6月	
	申领洗胃专用热水器	40	30	30	21	121	×			
无洗胃物资专用储备箱	设置洗胃物资专用储备箱	55	55	49	55	209	√	来×	2023年6月	
无专用中毒救治单元	设置专用中毒救治单元	65	55	49	55	224	√	阮×	2023年6月	对策二
	中毒救治单元备用血液净化置管及上机相应物资	57	55	51	59	222	√	章×	2023年6月	
	中毒救治单元备用血液净化仪器	57	55	51	59	222	√	章×	2023年6月	

中毒救治团队能力不足

辅助设施不完善

制表人：周× 制表时间：2023年4月

八、对策实施与检讨

（一）对策群组一：精准对症，依托毒物鉴定平台快速诊治

1.建立临床毒物鉴定研究平台，引入四级杆－飞行时间质量分析器（Q-TOF），根据精确质量数及窄质量窗来推测未知化合物的元素组成，为筛选提供线索。

2.针对不同类型的样本开发样本前处理方法，优化操作流程，建立数据分析方法。

3.完善初始化合物筛查数据库，标准物质信息扩充至9600种：中药数据库，包含6416种标准物质信息；毒药、农药数据库，包含2302种标准物质信息；氨基酸数据库，包含23种标准物质信息；镇静类药物，包含356种标准物质信息；抗精神类药物，包含40种标准物质信息；非甾体抗炎药数据库，包含44种标准物质信息；抗肿瘤类药物，包含96种标准物质信息；降糖药物，包含48种标准物质信息；心血管药物，包含275种标准物质信息。经改善后检验标本完成报告平均时间由10小时缩短至1.5小时，缩短了85.0%；可检出毒物数增加9555种；毒物阳性检出率从52%提高至93.4%，提高79.6%。

（二）对策群组二：协同联动，实现中毒患者救治一体化

1.院前预警：协同120，提前预警中毒患者，快速启动院内多学科团队。

2.快速响应：①修订急诊绿色通道准入范围，将急性中毒患者纳入其中，采用虚拟挂号，先就诊后付费，实现患者就诊零等待。②基于时间窗构建环节管理链，制定《中毒患者急诊科首日处理核查表》，提醒并记录时间节点，实现治疗高效化、同质化、精准化。③实施急会诊智能化闭环管理，提高会诊效率。

3.一体化救治：①设置专用中毒救治单元，完善配置，定点放置洗胃、血液净化相关仪器及物资，实现ICU前移。②设置中毒患者专用医嘱套餐，

确保相关医嘱开具快速准确。③完善中毒标本采集送检流程，设计特殊标识，粘贴于试管上，专人送检，提前预警毒物鉴定平台，保证中毒标本快速送检，优先检测。④综合国内外最新文献，更新洗胃技术，优化洗胃流程，缩短洗胃完成时间，减少洗胃并发症。⑤优化中毒患者急诊处理流程，改串联为并联，开展中毒专项随访，实现中毒患者救治闭环管理（如图11所示）。

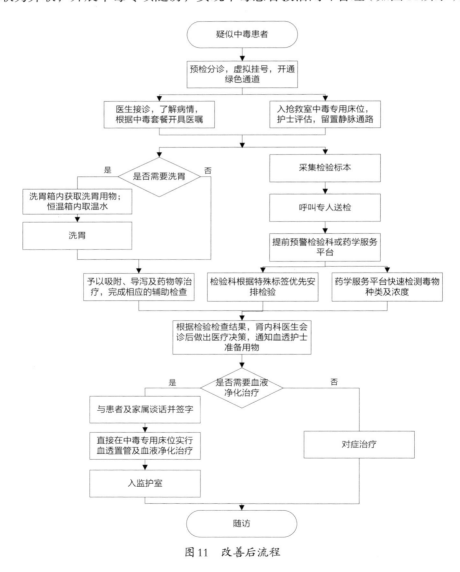

图11 改善后流程

4.完善中毒救治三级质控体系（如图12所示）。

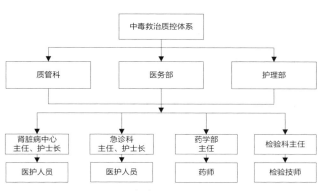

图12　中毒救治质控体系

改善后，中毒患者首次医疗接触至血液净化上机时间缩短至2.8小时；并将《急诊绿色通道管理制度》《中毒患者一体化救治流程》《急诊洗胃流程》纳入标准化。

（三）对策群组三：多元培训，学科联合提升中毒救治团队能力

1.开展多形式、全方面规范化培训，包括中毒救治新进展及血液净化相关知识学习、洗胃操作工作坊及中毒患者救治情境模拟演练等。

2.中毒救治相关技术操作先考核后上岗，确保科内人员全员通过。

3.每月开展多学科联合查房，加强团队核心能力。

4.形成每周复盘机制，每周三复盘上一周中毒病例，针对复盘中存在的问题，设计脚本，开展案例演练。改善后，中毒患者首次医疗接触至血液净化上机时间缩短至2.1小时；洗胃平均时间缩短至30分钟。相关培训内容纳入科室新员工培训手册。

（四）对策群组四：平战结合，健全中毒或群体中毒多学科应急管理机制

1.修订《突发群体中毒事件应急预案》，组建应急人员梯队。

2.基于"情境"开展常态化、全流程、多学科协调的应急演练。

3.根据《急性中毒诊断与治疗中国专家共识》，完善预检分诊系统中"群体中毒检伤模块"。改善后中毒患者首次医疗接触至血液净化上机时间缩短至1.9小时。并将《突发群体中毒事件应急预案》纳入标准化。

九、效果确认

（一）改善后数据分析

查检30份中毒患者病例，发现改善后患者首次医疗接触至血液净化时间平均数缩短至1.9小时。共包含210个环节，其中合格环节数176个，不合格环节数34个（见表9）。

表9 改善后不合格环节数

医疗环节	环节三	环节七	环节四	环节二	环节五	环节六	环节一	合计
具体环节	检验医嘱开具至报告完成	家属决策完成至血液净化上机完成	洗胃完成	急诊医护接诊完成	辅助检查完成	医疗谈话至患者及家属决策完成	患者到达急诊科至预检分诊完成	
不合格环节数（份）	12	10	4	2	2	2	2	34
累计百分比（%）	35.29	64.7	76.47	82.35	88.23	94.11	100	100

制表人：周× 制表时间：2023年10月

（二）目标达成率=（改善前−改善后）/（改善前−目标值）×100%=（4.6−1.9）/（4.6−1.96）×100%=102%

（三）改善后柏拉图（如图13所示）

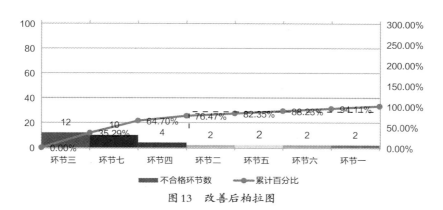

图13　改善后柏拉图

（四）单项数据对比

1. 主要衡量指标

首次医疗接触至血液净化上机时间前后对比（如图14所示）。

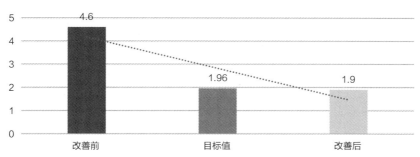

图14　首次医疗接触至血液净化上机时间（小时）平均数前后对比

2. 次要衡量指标

（1）检验标本完成报告时间平均数前后对比（如图15所示）。

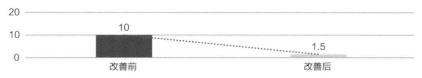

图15　检验标本完成报告时间（小时）平均数前后对比

（2）洗胃完成时间平均数前后对比（如图16所示）。

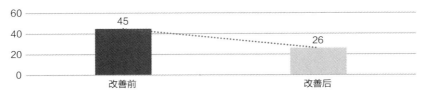

图16　洗胃完成时间（分钟）平均数前后对比

（3）中毒患者在院期间死亡率前后对比（如图17所示）。

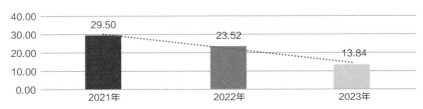

图17　中毒患者在院期间死亡率（%）前后对比

（五）无形成果

圈员改善前后无形成果变化（如图18和表6所示）。

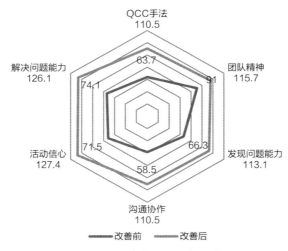

图18　改善前后无形成果对比

表10　改善前后无形成果对比

项目	改善前	改善后
QCC 手法	63.7	110.5
团队精神	91	115.7
发现问题能力	66.3	113.1
沟通协作	58.5	110.5
活动信心	71.5	127.4
解决问题能力	74.1	126.1

制表人：姜×　制表时间：2023年10月

（六）附加效应

1.发表论文

（1）Huang W，Zhang Z，Lu YQ. Serum creatinine in predicting mortality after paraquat poisoning：A systematic review and meta-analysis. PLoS One. 2023，18（2）：e0281897.

（2）Song CY，Liu ZF，Wang P. Assessment of pulmonary fibrosis induced by paraquat using AlF-NODA-FAPI-04 PET/CT. Internal and Emergency Medicine. 2023，18（6）：1673-1679.

2.制作并发布中毒相关的社会科普推广视频10余个。

十、标准化

制定相关制度、流程、预案等4个（见表11）。

表11　标准化列表

制度编号	制度名称
CM-040	绿色通道管理制度
CM-061	急诊中毒管理制度
ED（N）-CM-019	急诊洗胃管理流程

续表

制度编号	制度名称
无	突发群体中毒事件应急预案

制表人：来 × 制表时间：2023 年 11 月

十一、检讨与改进

圈员们对此次活动各步骤优缺点进行讨论汇总（见表 12）。

表 12 检讨与改进

活动项目	优点	缺点 / 今后努力方向
主题选定	多部门联动、聚焦急救效率	加强品管方法学习，尝试课题研究主题
计划拟订	按计划完成各项工作	无
现状把握	资料收集完整真实，充分暴露问题	使用其他查检工具和方法，使数据更客观
目标设定	目标设定结合指南	针对临床需求不断提升
解析	方法多样，解析较透彻	今后可尝试使用其他的解析工具
对策拟定	拟定对策涉及多部门，措施可行性强	对策拟定还可以更有创新性，思路更广
对策实施	多部门共同合作	部门合作更加高效
效果确认	完成目标，达到预期效果	采用满意度调查方法体现本圈活动的价值
标准化	有效对策及时标准化，巩固效果	无
检讨与改进	中毒救治流程信息化不足，有待构建中毒患者急救与护理集束化管理方案	

制表人：姜 × 制表时间：2023 年 11 月

十二、改善后持续质量控制

活动项目完成后，对指标进行持续监测（如图 19 所示）。

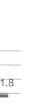

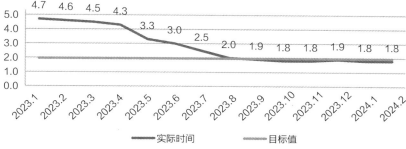

图25　首次医疗接触至血液净化上机平均时间（小时）持续数据监测

📖 参考文献

[1] 高艳霞,孙同文. 中国急性中毒十年研究回顾与展望[J]. 中华急诊医学杂志,2023,32(3):282-287.

[2] 中国医师协会急诊医师分会,中国毒理学会中毒与救治专业委员会. 急性中毒诊断与治疗中国专家共识[J]. 中华急诊医学杂志,2016,25(11):1361-1375.

本案例由浙江大学医学院附属第一医院提供

主要团队成员：周益飞、姜玲瑜、阮萍

📖 专家点评

背景与实践意义：该案例针对提升中毒患者救治效率的关键环节进行深入研究和流程优化。该选题紧密结合临床需求和政策导向，通过多学科协作和技术创新，显著缩短了救治时间，提高了患者的生存率和康复质量。实践意义在于展示了流程再造、质量控制、团队合作和持续改进在提升医疗服务质量中的关键作用，为其他医疗机构提供了宝贵的经验和模式。

品管工具与创新点：本案例运用问题解决型品管圈手法，聚焦急救质量和效率，以强化急诊急救能力为切入点进行主题选定。项目确定了1项主要指标和3项次要指标，且指标之间有较强的相关性。现状调查结合流程和浙江省医学会中毒学分会质控管理要求及专家指导意见，将中毒患者救治过程分成7个环节，识别并重点改进3个环节，运用分析法设定改进目标。改进对策选择上从优化流程、多学科联动、培训等方面实施系统性改进，对策围绕5W1H［一种结构化的分析方法，通过"What（何事）、Why（何因）、Where（何地）、When（何时）、Who（何人）、How（何法）"六个关键问题来引导思考］展开，项目改进对策可操作性强，且具有一定推广价值。创新之处在于创造跨学科合作的模式，引入高效毒物检测技术，以及通过信息化手段优化救治流程。

改进意见：（1）现状把握：从7个环节中识别出重点改进环节，3个重点环节建议进一步深入分析，如检验医嘱开具至报告完成，其中包括3个环节（医生开具医嘱→护士执行采集标本并送检→检验科室接收标本并完成报告），应进一步采集数据，明确瓶颈环节，再结合流程图、鱼骨图等分析，有利于深入分析原因。（2）在改善过程中，对患者和家属的关注度可以加强。（3）工具应用灵活性：本项目识别出3个重点环节，每个环节均采用鱼骨图进行分析，建议采用关联图等进行分析，以减少分析工作量。

点评专家：骆晓琳　鲍丽娜

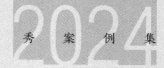
无人机技术在医联体服务
能力提升中的应用实践

导读
Introduction

　　课题达成型品管圈是在问题解决程度达到标准的基础上，为追求更高品质或拓展新业务而创造的以达成新目标值为导向的新模式。在工作中会遇到很多期望创造新业务、新流程、新服务或开发新产品的课题，运用全新的思维和创新的方法，将有利于突破现状，达成改善或革新的效果，提高产品或服务的市场竞争力，满足顾客日益增长的新需求。这种创新型课题的核心是制定目标方案、执行目标方案、检查目标方案。

一、团队概况

畅飞圈组建于2023年，是由嘉兴市第一医院（简称嘉兴一院）急诊科、护理部、信息科、检验科、质管科、外联办、后勤保障部、南湖路空协同立体交通产业研究院（简称交科院）等多部门组成的团队，致力于通过团队协作，实行医疗质量安全管理及品质持续改进。

二、选题背景

2023年，国家卫生健康委员会（简称卫健委）发布的《全面提升医疗质量行动计划（2023—2025年）》明确要求，建设紧密型县域医共体，提升基层医疗卫生机构服务能力，形成"常见病多发病在市县解决、头疼脑热在镇村解决"的就医格局。但是，乡镇卫生院普遍存在血标本检验项目少、病理标本检验无法开展、医疗物资短缺等问题，部分医疗技术无法开展，影响患者就医体验。

2019年9月，中共中央、国务院印发的《交通强国建设纲要》明确提出要积极发展无人机物流递送模式。2021年发布的《浙江省航空航天产业发展"十四五"规划》提出要布局航空运营服务网和空中数字服务网。这些政策为无人机投递系统的发展提供了良好的机遇，同时也为医疗领域提供了新的物流模式。

嘉兴一院医联体医院的血标本、病理标本以及药品等医疗物资的转运方式主要是陆路汽车配送，存在配送频次低、耗费人力、受道路因素影响等问题。

据统计，嘉兴市第一医院凤篁院区（简称凤篁院区）至医院本部转运血标本、病理标本、药品等物资需要耗时至少60分钟，嘉兴市第一医院王店分院（简称王店分院）至医院本部转运病理标本需要耗时至少45分钟。每天转运次数多时2~3次，无法保证时效性，延迟患者就医，也不利于基层医院新技术的开展。因此，如何应用无人机技术，建立优质医疗资源辐射县域、延伸乡村的空中通道，是亟须解决的问题。

三、主题选定

（一）提出课题

面对在提升基层医疗机构服务能力过程中遇到的薄弱问题，圈员们开展了头脑风暴，根据患者、医院、社会的需求，提出了三个备选项目，分别为：医联体5G云诊室信息化建设应用；VR技术在医联体危重患者诊治中的作用；无人机技术在医联体服务能力提升中的应用实践。

（二）选择课题（见表1）

根据有效性、可行性、时间性、经济性、自主性原则，对备选课题进行评分，最终选定课题（见表1）。

表1　课题评分

备选课题		1. 医联体 5G 云诊室信息化建设应用			2. VR 技术在医联体危重患者诊治中的作用			3. 无人机技术在医联体服务能力提升中的应用实践		
条件影响力		有效性＞可行性＞时间性＞经济性＞自主性								
项目及权重	评分标准（满分为3分）	评估结果	评分	加权	评估结果	评分	加权	评估结果	评分	加权
有效性（a1=0.3）	能大幅度改善压迫效果（3分）	略微改善	2	0.60	略微改善	2	0.60	能大幅度改善	3	0.90
	略微改善（2分）									
	无明显改善（1分）									

续表

项目及权重	评分标准 （满分为3分）	评估结果	评分	加权	评估结果	评分	加权	评估结果	评分	加权
可行性 （a2=0.25）	项目实施困难小 （3分）	中度困难	2	0.50	困难小	3	0.75	困难小	3	0.75
	项目实施中度困难 （2分）									
	项目实施困难很大 （1分）									
时间性 （a3=0.2）	压迫时间显著缩短 （3分）	显著缩短	3	0.60	中等缩短	2	0.40	显著缩短	3	0.60
	压迫时间中等缩短 （2分）									
	压迫时间小量缩短 （1分）									
经济性 （a4=0.15）	项目有很大的经济效益（3分）	中等经济效益	2	0.30	中等经济效益	1	0.30	很大经济效益	3	0.45
	项目有中等的经济效益（2分）									
	项目有较小的经济效益（1分）									
自主性 （a5=0.1）	能自行完成（3分）	需其他部门协助	2	0.20	需其他部门协助	2	0.20	需外单位合作	1	0.10
	需其他部门协助 （2分）									
	需外单位合作 （1分）									
综合得分				2.20			2.25			2.80
结论	根据加权分析，课题3得分为2.8分，得分最高，因此小组初步选定课题为"无人机技术在医联体服务能力提升中的应用实践"									

注：1.原始分评分标准，根据项目制定的具体的评分标准。

2.加权综合评分计算方法：总分 =a1×k1+a2×k2+a3×k3+a4×k4+a5×k5。

（注：a1+a2+a3+a4+a5=1，ki表示第k个课题的第i个项目的原始评分值）

3.采用标准：选择加权后得分最高的项目为最后的实施方案。

（三）名词定义及衡量指标

1.名词定义

（1）"路空一体"智能交通系统（R-AIT）：简称"路空一体"，运用无人机等自动化新能源载具，借助新一代信息技术（数字通信技术、人工智能、大数据等），完成物流配送、医疗救助、应急救灾等任务的现代化智慧交通系统。

（2）低空经济：一种以无人驾驶航空器执行的多场景低空飞行活动为基础，带动相关领域融合发展的综合性经济形态。

2.衡量指标

（1）医疗标本运输时间：医疗标本从王店分院送到医院本部的时间。

（2）医联体医院转送标本的种类及数量：利用无人机技术转运的王店分院检验标本的种类及数量。

（3）医共体卫生室检验项目及人次：利用无人机技术将检验标本转运至医院本部，使卫生室能够开展的检验项目及服务人次。

（四）主题类型判定

根据主题类型判定表判定本圈为课题达成型品管圈（见表2）。

表2　主题类型判定

课题达成型	关联度		问题解决型
以前未有经验、首次面临的工作	38	20	原来已在实施的工作问题
大幅打破现状	48	19	维持或提升现状水平
挑战魅力性质量的水平	37	25	确保当然品质水平
提前应对可预见的问题	34	16	防止已出现的问题再发生
透过方案探索而达成课题	38	24	通过要因探究消除问题
判定结果	合计分值		判定结果
√	195	104	×

注：应到圈员10人，实到10人。评分标准：关系最强为5分；关系一般为3分；关系最弱为1分。

（五）模式构建

根据无人机技术在医联体服务能力建设中的应用实践效果分析，从设备保障、技术维护、场景应用三个方面完成此次品管圈的模式构建（如图1所示）。

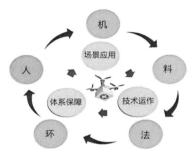

图1 无人机技术应用模型

（六）课题查新

项目成员对选定课题进行查新，发现在国内无相关报道（见表3）。

表3 项目查新

查新项目名称	无人机技术在医联体服务能力提升中的应用实践	
查新机构	嘉兴大学附属医院图书馆文献检索系统	
查新目的	项目鉴定	
查新范围	中国知网检索平台、中华核心期刊检索平台、中国科学引文数据库	
查新点	• 无人机技术用于医疗标本的快速运送，提高医院服务能力 • 建立县域和乡村的无人机网络，将优质的医疗资源延伸下去 • 搭建"路空一体化"平台，拓宽物流新模式	
查新结果	委托项目在国内所检索的相关文献未见相同报道	
查新结论	• 委托项目无人机应用于医疗标本的运送，保障医联体医院新技术可持续开展，国内仅报道无人机被应用于血液配送，但也是处于初步建设中，这在国内所检索的相关文献中未见相关报道 • 委托项目依托无人机技术连接县域与乡村医疗，将优质医疗资源延伸下去，这在国内所检索的相关文献中未见相关报道 • 委托项目搭建"路空一体化"平台，拓宽物流新模式，在国内所检索的相关文献中未见相同报道	
查新员	吴 ×	2023 年 5 月 30 日

四、计划拟订

圈员们拟订了2023年5月—2024年2月活动计划甘特图（如图2所示）。

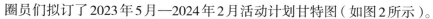

图2　甘特图

五、课题明确化

（一）现状水平

圈员们从设备保障、技术维护、场景应用三个方面进行现状调查（见表4—表6）。

表4　设备保障现状调查情况

主题	把握项目	调查时间	调查对象及目的	调查地点	调查方法	负责人	调查结果
无人机技术在医联体服务能力提升中的应用实践	人	2023年5月	对象：医护人员 目的：了解医护人员对无人机的熟悉度	王店分院、凤箐院区	现场调查	金×	调查访谈30位医护人员，仅有8人表示接触过，但具体流程不清楚
	机	2023年5月	对象：无人机 目的：了解目前无人机的建设情况	嘉兴一院	现场观察	费××	未使用过无人机运输，尚未建立基站点

033

续表

主题	把握项目	调查时间	调查对象及目的	调查地点	调查方法	负责人	调查结果
无人机技术在医联体服务能力提升中的应用实践	料	2023年5月	对象：物联网 目的：了解目前的物联网建设情况	手术室	现场调查	索×	以汽车运输为主，未形成信息化网络
	法	2023年5月	对象：运输方式 目的：了解医联体医院目前主要运输方式	王店分院	现场会议	许×	以汽车运输为主，耗时至少45分钟，每天多时2~3次
		2023年5月	对象：无人机操作 目的：了解无人机物流的运行模式	嘉兴一院	现场观察	姜××	医院里无专业人员，需要对接杭州迅蚁公司合作
	环	2023年5月	对象：无人机市场 目的：了解无人机物流的应用前景	嘉兴一院	问卷调查	许×	应用前景广泛，能够大幅度提升工作效率

表5　技术维护现状调查情况

主题	把握项目	调查时间	调查对象及目的	调查地点	调查方法	负责人	调查结果
无人机技术在医联体服务能力提升中的应用实践	人	2023年5月	对象：医护人员、工程师 目的：了解人员结构、资质	嘉兴一院	现场访谈	许×	医院内无相关专业人员，需要依托杭州迅蚁公司专业工程师
	机	2023年5月	对象：无人机 目的：了解无人机的基本工作状况	交科院	现场调查	费××	无人机技术逐渐成熟，但在嘉兴市物流领域仍属于空白
	料	2023年5月	对象："路空一体"交通系统 目的：了解路空协同模式在医疗服务中的应用情况	嘉兴一院	资料查阅	沈××	省级少数医疗机构有开展运输血液、药品等业务
	法	2023年5月	对象：无人机配送规范 目的：了解无人机技术在医疗领域的应用规范	嘉兴一院	资料查阅	费××	国家低空逐步放开，提供政策支持，有完善行业标准，医疗配送相关法规较少

续表

主题	把握项目	调查时间	调查对象及目的	调查地点	调查方法	负责人	调查结果
无人机技术在医联体服务能力提升中的应用实践	环	2023年5月	对象：飞行环境及基站设点要求 目的：了解飞行要求及医联体医院的整体环境	王店分院	现场调查	郁××	已开通5条飞行航线，医联体医院场地、空域符合相关要求，可开展无人机配送

表6　设备保障现状调查情况

主题	把握项目	调查时间	调查对象及目的	调查地点	调查方法	负责人	调查结果
无人机技术在医联体服务能力提升中的应用实践	人	2023年5月	对象：基层医生 目的：了解基层医生新技术开展情况	王店分院、凤箦院区	现场调查	金×	凤箦院区门诊量约100人次/日，需开展30多个检验项目，但其中10个项目只有医院本部开展，限制发展
		2023年5月	对象：基层患者 目的：掌握基层患者对在基层医院就医的需求	王店分院	现场调查	费××	基层医疗服务能力不足，部分医疗技术不能开展，仍需到医院本部，路途遥远
	机	2023年5月	对象：运输工具 目的：分析院际间配送模式	后勤部	资料查阅	索×	医联体院际血液及标本配送以汽车运输为主
	料	2023年5月	对象：人力消耗、燃油消耗 目的：了解目前场景下的资源使用	设备科	现场调查	费××	配备专职司机、燃料损耗等，需耗费较大人力、财力
	法	2023年5月	对象：帮扶方式 目的：了解目前帮扶医联体医院的主要形式	病房	资料查阅	曹×	医联体合作形式传统，以帮扶、授课、转诊为主

续表

主题	把握项目	调查时间	调查对象及目的	调查地点	调查方法	负责人	调查结果
无人机技术在医联体服务能力提升中的应用实践	环	2023年5月	对象：转诊政策法规 目的：了解医联体院际信息化建设相关政策	交科院	现场调查	许×	国家大力支持创新，发展低空经济

（二）攻坚点挖掘

圈员们对设备保障、技术维护、场景应用三个方面攻坚点进行整理，并按照评分选定攻坚点（见表7—表9）。

表7 设备保障攻坚点

主题	内容	掌握项目	现状水平	期望水平	望差值	攻坚点	上级方针	圈的优势	克服能力	总分	采用攻坚点
无人机技术在医联体服务能力建设中的应用实践	人	医护人员对无人机的熟悉度	20%的人接触过，但具体流程不清楚	提升至100%	提高80%	创新培训方式——案例推演	22	28	27	77	√
			医护人员已进行相关培训	完成相关培训	完成培训	已有培训	—	—	—	—	×
	机	无人机的配备	未使用过无人机运输，尚未建立基站点	增加基站和无人机	完成建设	建立与迅蚁公司合作机制	22	27	27	76	√
	料	物联网建设情况	以汽车运输为主，未形成信息化网络	改变运输方式	使用无人机转运	创建院际无人机物联网	25	23	27	75	√

续表

主题	内容	掌握项目	现状水平	期望水平	望差值	攻坚点	评价项目				采用攻坚点
							上级方针	圈的优势	克服能力	总分	
无人机技术在医联体服务能力建设中的应用实践	法	院际转运的主要方式	以汽车运输为主，耗时至少45分钟，每天多时2~3次	缩短至20分钟	缩短25分钟	打造无人机物流新通道	28	27	26	81	√
	环	无人机物流的应用前景	应用前景广泛	增加无人机应用场景	增加应用案例	已有应用案例	—	—	—	—	×

评价标准：强为3分；中为2分；弱为1分。总分：$10 \times 3 \times 3 = 90$分。按照80/20法则，72分及其以上为采用攻坚点。"√"代表选定。圈员13人参与评分。

表8 技术维护攻坚点

主题	内容	掌握项目	现状水平	期望水平	望差值	攻坚点	评价项目				采用攻坚点
							上级方针	圈的优势	克服能力	总分	
无人机技术在医联体服务能力提升中的应用实践	人	人员结构、资质	医院内无专业人员	增加5名专业人员	增加5名专业人员	由迅蚁公司提供专业人员保障	22	28	27	77	√
	机	无人机的基本工作状况	无人机技术未应用于医疗领域	开始应用无人机	增加无人机应用场景	模拟医疗场景，选定无人机合适机型	28	26	30	84	√
	料	路空协同模式在医疗服务中的应用情况	省级少数医疗机构有开展运输血液、药品等业务	开展无人机应用	增加无人机应用场景	建设"路空一体"智慧交通系统	28	26	24	78	√

续表

主题	内容	掌握项目	现状水平	期望水平	望差值	攻坚点	评价项目				采用攻坚点
							上级方针	圈的优势	克服能力	总分	
无人机技术在医联体服务能力提升中的应用实践	法	5G下信息接入	信息化设备梳理	数据对接	完成数据对接	已完成基础信息化建设	—	—	—	—	×
		无人机配送规范	无相关操作标准	制定操作标准	完成制定	构建无人机规范配送方案	24	26	24	74	√
	环	飞行要求及医联体医院的整体环境	已开通5条飞行航线，可开展无人机配送	开通无人机航线	完成开通	已开通5条航线	—	—	—	—	×

评价标准：强为3分；中为2分；弱为1分。总分：$10×3×3=90$分。按照80/20法则，72分以上为采用攻坚点。"√"代表选定。圈员13人参与评分。

表9 场景应用攻坚点

主题	内容	掌握项目	现状水平	期望水平	望差值	攻坚点	评价项目				采用攻坚点
							上级方针	圈的优势	克服能力	总分	
无人机技术在医联体服务能力提升中的应用实践	人	基层医生新技术开展情况	检验项目限制新技术发展	增加检验能力	完成开展	无人机运送标本，全面开展检验项目	26	28	30	84	√
		基层患者对在基层医院就医的需求	未与三甲医院同质化发展	提升医疗能力	完成技术应用	技术下沉、管理水平全面提升	24	26	26	76	√
	机	院际配送模式	以汽车运输为主	改变运输方式	使用无人机运输	发展无人机技术，拓宽物流方式	24	26	26	76	√

续表

主题	内容	掌握项目	现状水平	期望水平	望差值	攻坚点	评价项目				采用攻坚点
							上级方针	圈的优势	克服能力	总分	
无人机技术在医联体服务能力提升中的应用实践	法	帮扶医联体医院的主要形式	以帮扶、授课、转诊为主	专科联盟	达成协作	拓宽形式，发展"远程医疗""云诊室"等	26	28	28	82	√
	环	无人机技术应用前景	手术量、卫生站点业务量少	逐年增加	逐年增加	增加卫生站点业务量	—	—	—	—	×

评价标准：强为3分；中为2分；弱为1分。总分：10×3×3=90分。按照80/20法则，72分及其以上为采用攻坚点。"√"代表选定。圈员13人参与评分。

（三）攻坚点合并

对设备保障、技术维护、场景应用三个方面的攻坚点进行合并（见表10）。

表10　攻坚点合并

主题	掌握项目	攻坚点	合并攻坚点
无人机技术在医联体服务能力提升中的应用实践	医护人员对无人机的熟悉度	创新培训模式	以场景应用为导向，线上＋线下项目论证，确定合作机制与组织结构
	无人机运行的人员结构与资质	创新合作方式	
	医联体医院患者的就医需求	帮扶专家提出需求，同质化帮扶	
	无人机的配备和运行情况	确定航线、确立机型、建设无人机基站与相关网络信号监测	申请飞行航线，完善网络布局，建设低空无人机基站
	院际物资配送的主要工具	拓宽物流新模式	
	物联网建设情况	打造空中物流新通道	建设"路空一体化"平台，创建医疗标本应急快速配送通道
	路空协同模式在医疗服务中的应用情况	建设"路空一体化"智慧交通系统	
	医联体时效性标本的检测状态	创建医疗标本应急快速配送通道	

续表

主题	掌握项目	攻坚点	合并攻坚点
无人机技术在医联体服务能力提升中的应用实践	院际物流配送渠道	构建无人机运输方案	医联体空中网络医疗物资规范、环节质管
	无人机配送规范	设计质控内容，建立评价体系	
	无人机技术的应用实践	重塑行业使用规范，改善现状	同质化推广模式
	"路空一体化"智慧交通的应用前景	依托医联体单位，逐步推广应用	

六、目标设定

（一）目标值设定：以医联体王店分院为例（见表11）

表11　项目设定统计

项目	起止时间	现况值	变化程度	目标值
医疗标本运输时间	2023年5月—2024年1月	45分钟	缩短25分钟	20分钟
医联体医院转送标本的种类及数量		0	持续增长	突破
医共体卫生室检验项目及人次		0	持续增长	突破

（二）目标可行性分析

1.医疗标本运输时间：根据相关文献报道、无人机飞行能力及空中航线测定，设置目标值≤20分钟。

2.医联体转送标本的种类及数量：根据医联体帮扶政策，突破"0"且持续增长。

3.医共体卫生室检验项目及人次：根据医共体建设需求，突破"0"且持续增长。

七、对策拟定

圈员们围绕设备保障、技术维护、场景应用等方面提出具体改善方案，根据可行性、经济性、效益性进行打分，遵循80/20原则，采纳了12个方案（见表12），并将其合并为三大对策群组（见表13）：一是以场景应用为导向，组织项目论证，构建无人机物流运行机制；二是建设"路空一体化"平台，搭建全场景医疗物资运输空中通道；三是组建区域无人机空中网络，畅通优质医疗资源辐射县域与延伸乡村。

表12　对策评价

攻坚点	对策一次展开	对策二次展开	评价项目					判定	对策群组	负责人	实施日期
			可能性	经济性	急迫性	效益性	总分				
以场景应用为导向，线上＋线下项目论证，确定合作机制与组织结构	以场景为导向，组建项目论证	制定无人机合作机制	30	30	30	30	120	√	二	许×	2023年6月
		开展无人机专项培训	24	24	28	26	102	√	二	姜××	2023年6月
		组织院级专家研讨会	16	22	24	24	86	×	–	–	–
申请飞行航线，完善网络布局，建设低空无人机基站	空域航线申请与无人机基站勘察	确定空域航线申请	30	28	28	30	118	√	一	费××	2023年7月
		构建基站建设方案	26	26	26	26	106	√	一	许×	2023年7月
建设"路空一体化"平台，创建医疗标本应急快速配送通道	"路空一体化"平台建设	"路空一体"应急投送系统项目的纵向合作	26	28	28	26	108	√	二	郁××	2023年6月
		打造医疗标本空中运输通道	26	26	26	26	106	√	二	曹×	2023年7月
		连线无人机卫生乡村站点网络	26	24	26	26	102	√	三	索×	2023年8月

续表

| 攻坚点 | 对策一次展开 | 对策二次展开 | 评价项目 | | | | | 判定 | 对策群组 | 负责人 | 实施日期 |
			可能性	经济性	急迫性	效益性	总分				
医联体空中网络医疗物资规范、环节质管	标准化建设无人机物联网	设计并应用无人机医疗运送专用箱	26	28	28	26	108	√	一	马××	2023年6月
		制定医疗标本流转流程	28	24	25	28	105	√	三	许×	2023年6月
		制定无人机操作标准	26	24	26	26	102	√	三	许×	2023年8月
同质化推广模式	构建标准化无人机医疗运送方案	区域医联体空中网络实现全覆盖	26	24	26	26	102	√	三	魏××	2023年8月
		真实案例演示，扩大影响力	26	24	26	26	102	√	三	许×	2023年8月
		每日后台数据评估反馈	16	22	24	24	86	×	—	—	—

表13　对策整合

对策	对策群组
申请无人机空域航线	对策一：设备保障 以场景应用为导向，组织项目论证，构建无人机物流运行机制
确定无人机基站建设方案	
设计并应用无人机医疗运送专用箱	
形成无人机运输组织结构	
制定与杭州迅蚁公司无人机工作合作机制	对策二：技术维护 建设"路空一体化"平台，搭建全场景医疗物资运输空中通道
开展无人机—医护人员专项培训	
承接"路空一体"应急投送系统项目的课题研究	
打造医疗标本空中运输通道	
制定医疗标本无人机流转标准化流程	对策三：场景应用 组建区域无人机空中网络，畅通优质医疗资源辐射县域与延伸乡村
以真实案例演示，增加合作单位	
以无人机网络连接各乡村卫生站点	
组建区域医联体空中网络，实现全覆盖	

八、最适对策探究

为探究三大对策是否具有可操作性，圈员们进行了最适对策探究，对三大对策分别通过PDPC法（过程决策程序图法）、系统图法、箭头图法进行阻碍判定和副作用判定，并商讨消除阻碍及副作用的解决方法。结果显示，三大对策均具有可操作性，并进入实施阶段。

对策群组一：以场景应用为导向，组织项目论证，构建无人机物流运行机制（如图3所示）。

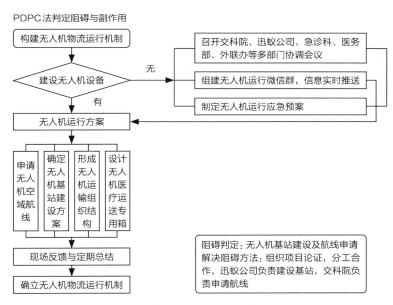

图3　对策一阻碍判定和副作用判定

对策群组二：建设"路空一体化"平台，搭建全场景医疗物资运输空中通道（如图4所示）。

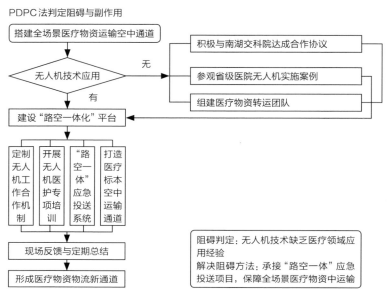

图4 对策二阻碍判定和副作用判定

对策群组三：组建区域无人机空中网络，畅通优质医疗资源辐射县域与延伸乡村（如图5所示）。

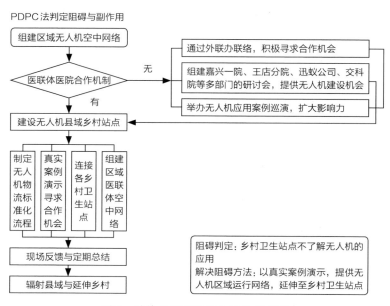

图5 对策三阻碍判定和副作用判定

九、对策实施

（一）以场景应用为导向，组织项目论证，构建无人机物流运行机制

1. 2023年5月，召开交科院、迅蚁公司、急诊科、医务部、外联办等多部门项目研讨会。

2. 5月，交科院、迅蚁公司负责空域审批，航线规划与无人机站建设开通航线。航线：①嘉兴市中心血站—嘉兴一院；②嘉兴一院—凤篁院区；③王店分院—蚂桥卫生室；④王店分院—南梅卫生室；⑤王店分院—嘉兴一院。

3. 5月，设计无人机医疗运送专用箱并应用于临床。

4. 6月，构建无人机配送的组织结构。

5. 6月，在医院举行嘉兴市"路空一体"101示范项目首发启动仪式。

该措施落实后，经效果确认，医疗标本从王店分院运输到嘉兴一院的时间从45分钟缩短至16分钟，并且完成了5条航线的申请及开通，效果显著。

（二）建设"路空一体化"平台，搭建全场景医疗物资运输空中通道

1. 6月，与杭州迅蚁公司签订合作协议。

2. 6月，组织医护人员前往无人机工作地参观学习。

3. 6月，承接"路空一体"应急投送系统项目的课题研究。

4. 7月，打通嘉兴一院与医联体单位、分院院区之间的无人机运送通道。

5. 7月，制定无人机因天气、设备等原因不能飞行的应急预案。

该对策的落实后，截至2024年1月，王店分院通过无人机配送系统转运支气管灌洗液标本，完成隐球菌荚膜抗原和耐药结核菌基因检测11例；通过无人机配送系统转运术中冰冻病理标本，完成三、四类妇科手术2例，极大

程度提升了王店分院的医疗服务能力。

（三）组建区域无人机空中网络，畅通优质医疗资源辐射县域与延伸乡村

1.7月，制定医疗标本无人机流转标准化流程。

2.7月，组织王店分院、蚂桥卫生服务站、南梅卫生服务站洽谈无人机—空中医疗项目。

3.8月，在王店分院路演无人机运输案例。

4.8月，建设蚂桥卫生服务站、南梅卫生服务站无人机基站。

5.8月，组建嘉兴市中心血站、凤篁院区、王店分院、蚂桥卫生服务站、南梅卫生服务站无人机基站网络，逐步扩大站点，最终形成区域全覆盖。

随着该对策的落实，截至2024年3月，蚂桥、南梅卫生服务站共完成105个检验项目，服务62人检验，并进一步推广。

十、效果确认与标准化

三大对策实施后，统计改进后的数据发现，医疗标本运输时间从改善前45分钟缩短至改善后16分钟。截至2024年3月，王店分院送检21例微生物检测标本、5例冰冻病理切片标本；南梅、蚂桥卫生服务站共完成105个检验项目，服务62人检验。均达到目标值，效果显著。在整个标本转运过程中，形成了标准化无人机运行流程（如图6所示），实现了医疗标本运送规范化并实时监控。

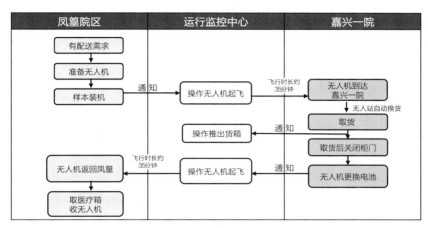

图6　无人机运行流程

通过品管圈活动，团队顺利达成目标，并将相关制度流程实行标准化，同时也收获了许多附加效益：一是承接南湖交科院"路空一体"项目课题，获得资助经费40万元；二是本项目使医院参与部委发展"白皮书"的编写——《中国交通"路空一体"发展报告》，同时医院成为嘉兴市首家无人机运输单位；三是本项目的顺利开展得到国内权威刊物《中国交通报》的报道，引起广泛关注；四是本项目的成功建设，被列入2023年度嘉兴市深化医改十佳典型案例；五是该项目获得2024年浙江省医院品管大赛金奖。

十一、检讨与巩固

总结这次质量改进活动，圈员们能够从提升医联体医院服务能力的实际情况出发，提出与新技术应用、医疗标本运送等工作流程相关的主题并开展活动，运用科学的管理方法思考问题、解决问题，在实践中不断学习，圈员们积极参与其中，业务能力、沟通协调能力、凝聚力等均有所提高，同时带动科室成员们努力进取，积极主动参与数据收集、循证、调研等，注重团队的发展，最终制定出标准化流程作业书。当然，由于涉及多部门合作，实施过程中部门之间的衔接和协调工作复杂，也遇到了一些困难。另外，在课题达成型QC手法的运用上，特别是在最适对策的探究上还需要进一步的学习与探讨。

目标数据一直在持续监测中，攻关效果稳定。

参考文献 ··

[1] 中共中央办公厅，国务院办公厅.关于进一步完善医疗卫生服务体系的意见 [R/OL] . (2023-03-23)[2023-08-10] .http:www.gov.cn/gongbao/content/2023/content_5750620.htm.

[2] 张旻海，王慧，庾航，等.无人机在县域医共体急救体系中应用的初步研究[J].中华急诊医学杂志，2019(10)：1237-1241.

[3] 张贺，李雪华，武岳，等.从加拿大北极医疗救援现状探讨极地无人机搜救的可行性及制约因素[J].中华灾害救援医学，2021(11)：1321-1323.

[4] 李强，葛芳民，唐沪强，等.城市急救用血无人机配送系统的建设与初步应用[J].中华急诊医学杂志，2021(8)：1026-1032.

[5] 刘岚，刘立，屈爱平，等.基于物联网定位技术的无人机急诊医疗物流平台建设的研究[J].中华急诊医学杂志，2021，7(30)：872-873.

[6] 陈江，肖良成，李礼安，等.后疫情时期公立医院单体多院区发展的实践与探索[J].中国卫生质量管理，2022(2)：103-106.

本案例由嘉兴市第一医院提供

主要团队成员：许俊、姜泽伟、马吉华、索源、金杰、费丹婷、

张红燕、曹伟、沈徐宁、魏国彪、阿奴赫、庾航

专家点评 ··

背景与实践意义：案例以建立城市医院与基层医院紧密合作机制为核

心，以数字化、无人化改革为支撑，着力解决基层医院服务能力短板，有力支撑共同富裕示范区建设。结合低空经济发展契机与无人机物流模式优势，创新采取无人机技术开展医院间医疗物资的转运，对于推动优质医疗资源扩容下沉，改善患者就医体验，提升医共体服务效率与柔性，具有突出的实践与示范意义。

品管工具与创新点：本案例运用课题达成型品管圈手法，合理运用量表，帮助团队在项目初期有效识别攻坚点，通过评价表拟定并筛选对策，进一步运用PDPC法分析各对策群组潜在阻碍并进一步提出解决措施，体现了在项目规划和执行过程中对潜在风险的前瞻性管理。创新之处在于将无人机技术应用于医共体服务能力提升中，并与无人机公司、研究院等外部机构合作，共同构建空中医疗网络大平台，这是一种跨领域、跨组织的创新实践。

改进意见：（1）医联体涉及牵头单位和下级医疗机构，无人机的服务涉及双向服务，在改进小组成员中建议加入被服务医疗机构的主要参与人员。（2）转送标本的种类及数量、检验项目及人次两项预设目标不仅仅是突破"0"，而且要持续增长，而在效果确认中未体现上述指标的持续增长情况，建议分别列出改善中和改善后两个时间段的相应指标情况。

点评专家：骆晓琳　付自政

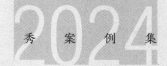
三大中心院前院内一体化
救治模式的构建与应用

I导读
Introduction

　　课题达成型品管圈尤其适用于那些不满足于现状，渴望在医院管理、医疗服务、医疗技术等多方面实现突破的情况。与传统的以解决问题为核心的品管圈不同，课题达成型品管圈聚焦于追求更高层次的目标。这一管理工具能引导医护人员以全新的视角审视工作中的各个环节，挖掘潜在的提升空间，为医院在激烈的医疗市场竞争中赢得优势，提高医院的整体竞争力，更好地履行社会责任，满足患者日益多样化和高标准的健康需求。

一、圈的介绍

绿马圈于 2021 年 5 月成立，由圈长 1 名、辅导员 2 名、圈员 19 名组成。团队的优势在于院前连接 120 及交警，院内联合各专科，是一个由多部门组合的团队，平均年龄 37 岁。团队以时间观念为中心，以急诊为平台，构建"院前急救—院内急诊—专科救治"融为一体的三大中心救治模式，优化急诊急救衔接流程，提高救治成功率。

二、主题选定

（一）选题过程

近年来，心肌梗死、急性卒中、创伤等严重威胁公众的生命财产安全，心血管疾病占总死因的 40%，居首位，成为我国重大民生问题。同时，随着我国人口老龄化的加剧，卒中也成为我国成人致死、致残的重要原因。创伤则被定义为现代社会威胁人类健康的主要公害。"健康中国 2030"战略提出的创新医疗卫生服务供给模式，重点发展急危重症、疑难病症诊疗。

（二）现况

1.现阶段医院三大中心建设的难点在于：院前—院内急救绿色通道不完善，缺乏统一的诊疗标准及救治流程；急救院前—院内衔接缺乏统一、规范的联动机制与格局，导致急救响应时间延长；院内急诊科、ICU 或专科病房为独立学科，各自有独特的学科重点，在患者救治过程中难以达到互相衔接、有序联动的最佳状态，缺乏一体化的救治标准及流程；多中心信息系统集成度不高，数据交互、信息共享缺乏规范，缺乏智能化临床决策支持及关键节点信息收集、闭环管理系统；缺乏统筹资源管理方法，急救物资配置不够快速精准；院内急救人员综合急救能力较弱，决定性治疗难以前移。

2.浙医一院之江院区急诊科2022年的数据显示，三大中心患者占比28%，其中严重创伤、高危胸痛、急性卒中的人数占比大，并且在急诊科完成ECMO（体外膜肺氧合）支持治疗的11例患者中有9例跟三大中心相关，占比达81.8%。因此，提高三大中心患者的救治水平，充分保障救治效果尤为重要。

3.浙医一院之江院区地处杭州三江汇、浙江西南部县域级城市入杭主要通道口，承担着重大的医疗责任。

基于上述原因，三大中心的建设成为我们迫切需要解决的问题，因此我们团队于2022年成功申请浙江省卫生厅相关课题1项。

（三）课题评分

圈员提出三个相关题目，依据有效性、可行性、时间性、自主性进行加权评分（见表1），得出结论：B主题三大中心院前院内一体化救治模式的构建与应用得分2.9分，分数最高，成为本次课题。

表1　课题评分

备选课题		1. 三大中心院内一体化救治模型的构建与开发			2. 三大中心院前院内一体化救治模式的构建与应用			3. 提高三大中心院内一体化救治的效率		
方案原理		通过一体化救治模型智能化指导三大中心建设			通过构建一体化模式指导三大中心运作			通过加强团队协作提高三大中心运作		
条件影响力		有效性＞可行性＞时间性＞经济性＞自主性								
项目及权重	评分标准（满分为3分）	评估结果	评分	加权	评估结果	评分	加权	评估结果	评分	加权
有效性（a1=0.3）	能大幅度提高三大中心建设的有效性（3分）	小幅度提高有效性	2	0.60	明显提高有效性	3	0.90	小幅度提高有效性	2	0.60
	能小幅度提高三大中心建设的有效性（2分）									
	无明显改善（1分）									
可行性（a2=0.25）	项目充分可行（3分）	项目基本可行	2	0.50	项目充分可行	3	0.75	项目不可行	1	0.25
	项目基本可行（2分）									
	项目不可行（1分）									
时间性（a3=0.2）	用时1个月以内（3分）	6个月以上	1	0.20	3～6个月	2	0.40	3～6个月	2	0.40
	用时3～6个月（2分）									
	用时6个月以上（1分）									
经济性（a4=0.15）	费用＜10万元（3分）	约35万元	1	0.15	约30万元	2	0.30	约10万元	3	0.45
	费用10万～30万元（2分）									
	费用30万～50万元（1分）									

续表

项目及权重	评分标准（满分为3分）		评估结果	评分	加权	评估结果	评分	加权	评估结果	评分	加权
自主性（a5=0.1）	能自行完成（3分）		需要外单位合作	1	0.10	需要外单位合作	1	0.10	需要其他部门协助	2	0.20
	需其他部门协助（2分）										
	需要外单位合作（1分）										
综合得分				7	1.55		11	2.45		10	1.90
结论	根据加权分析，课题3得分为2.45分，得分最高，因此小组初步选定课题为"三大中心院前院内一体化救治模式的构建与应用"										

注：1.原始分评分标准，根据项目制定的具体的评分标准。

2.加权综合评分计算方法：总分=a1×k1+a2×k2+a3×k3+a4×k4+a5×k5。

（注：a1+a2+a3+a4+a5=1，ki表示第i个课题的k个项目的原始评分值）

3.采用标准：选择加权后得分最高的项目为最后的实施方案。

（四）名词解释

1.三大中心：三大中心即胸痛中心、卒中中心和创伤中心。从患者发生首次医疗接触开始启动，需要对院内外医疗资源进行整合，以急诊中心为建设主体，建立急诊救治专科治疗单元，分别针对急性胸痛、卒中和创伤患者建立快速诊疗通道。

2.院前院内一体化救治模式：是以时间观念为中心，利用有效的医疗资源，尽可能缩短院前及院内急救时间，以急诊为平台，构建"院前急救—院内急诊—介入室、手术室、重症监护室"融为一体的三大中心救治模式，优化急诊急救衔接流程，提高救治成功率。

（五）课题查新

委托浙医一院图书馆进行课题查新，最终结论是在所检索的国内外文献中未见相同报道。

（六）主题类型判定

根据主题类型判定表判定本圈为课题达成型品管圈（见表2）。

表2　QC STORY判定

课题达成型	关联度		问题解决型
以前未有经验、首次面临的工作	96	24	原来已在实施的工作问题
大幅打破现状	100	26	维持或提升现状水平
挑战魅力性质量的水平	96	24	确保品质水平
提前应对可预见的问题	90	20	防止已出现的问题再发生
透过方案探索而达成课题	96	32	通过要因探究而消除问题
判定结果	合计分值		判定结果
√	478	126	×

注：应到圈员20人，实到20人。评分标准：关系最强为5分；关系一般为3分；关系最弱为1分。

（七）模式构建

为了实现院前急救三方联动，院前院内互通互联，为患者救治保驾护航，从院前急救、院内急诊、专科救治三个方面完成此次品管圈的模式构建（如图1所示）。

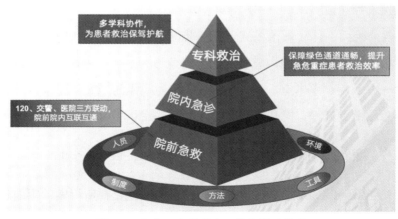

图1　三大中心院前院内一体化救治模型

三、活动计划拟订

圈员们拟订了2023年5月—2024年1月活动计划甘特图（如图2所示）。

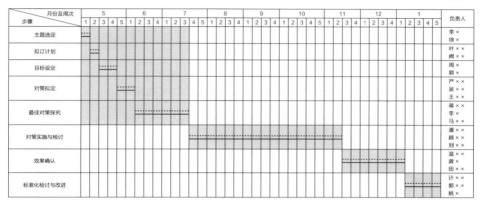

图2　甘特图

四、课题明确化

根据活动计划分别从院前急救、院内急诊、入院救治层面对现况水平进行调查。（略）

五、目标设定

首先，根据上级方针、圈的优势、克服能力进行望差值和攻坚点选定。其中，"专设三大中心岗医生及专岗护士"，由于人力资源紧张，未予采纳；"降低低层级人员占比至50%"，由于引入大量高级人员较为困难，内部人才培养需周期性、系统性的培训，非短期可达到，未予采纳；"实验室反馈结果异常值弹窗提醒"，目前只针对部分试验项目危机值进行弹窗提醒，缺少智能提醒功能，信息技术不完备，未予采纳；"运用穿戴式转运设备"，由于设备操作复杂、穿戴不方便、故障率高，未予采纳（见表3）。

表3　望差值与攻坚点

主题	内容	把握项目	现况水平	期望水平	望差值	拟定攻坚点	评价项目			总分	采用攻坚点
							上级方针	圈的优势	克服能力		
三大中心院前院内一体化救治模式的构建与应用	制度	三大中心复苏制度	有三大中心复苏制度	标准化复苏流程	缺乏复苏流程时间标准	驾驶舱管理理念与三大中心复苏制度的融合	90	90	90	270	√
		绿色通道	有绿色通道制度	—	—	优化绿色通道流程	92	90	90	272	√
		院前院内衔接制度	—	标准化的衔接模式	避免遗漏患者院前信息	优化衔接模式、制定衔接标准	86	92	90	268	√
		群发伤应对制度	有群发伤应对制度	—	—		60	90	64	214	×
		安全转运制度	转运制度不完善	基于一体化完善转运制度	—	制定一体化导向的转运制度	90	90	82	262	√
	人员	团队构成	团队人员构成单一	多学科的团队构成	增加多学科团队成员	构建多学科团队	80	86	90	256	√
		夯实人员基础	人员基础参差不齐	急救团队具备坚实的理论基础和操作技术	部分成员基础欠缺	创新培训方式方法、5G智慧考核评价	92	90	100	282	√
		专岗医生	无专岗医生	设立三大中心专岗医生	—	—	64	90	82	236	×
		专岗护士	无专岗护士	设立三大中心专岗护士	—	—	60	64	64	188	×

续表

主题	内容	把握项目	现况水平	期望水平	望差值	拟定攻坚点	评价项目 上级方针	圈的优势	克服能力	总分	采用攻坚点
三大中心院前院内一体化救治模式的构建与应用	人员	信息开发人员	无设计方案	临床制作设计方案	组成专业开发团队，设计智能化绿色通道、优化三大中心分诊模块	开发智能化绿色通道、优化三大中心分诊模块	86	86	90	262	√
		专科人员	急诊科请专科会诊	院前启动预警机制，专科人员到位	专科人员提前准备	加强院前院内人员联动	80	80	100	260	√
		行政部门人员	参与三大中心	多部门联合	增加多部门联合讨论及参与数据质控	定期组织多部门联合讨论	86	80	80	246	√
		专项护理人才	团队专项护理人才不足	护理团队具有POCUS、气道管理、ECMO等专项技能成员	团队缺少专项护理人才	组成专业护理人才梯队	92	82	90	264	√
		人员认识程度	三大中心重要性认识程度78分	三大中心重要性认识程度提高到100分	三大中心重要性认识程度提高22分	提高人员三大中心重要性认识程度	90	90	82	262	√
		人员掌握程度	三大中心专业知识掌握程度67%	三大中心专业知识掌握程度提高至95%	三大中心专业知识掌握程度提高28%	提高人员三大中心专业知识掌握程度	80	86	90	256	√

续表

| 主题 | 内容 | 把握项目 | 现况水平 | 期望水平 | 望差值 | 拟定攻坚点 | 评价项目 | | | | 采用攻坚点 |
							上级方针	圈的优势	克服能力	总分	
三大中心院前院内一体化救治模式的构建与应用	方法	复苏救治模式	日常复苏团队配合模式	通过对复苏资源的高效利用，保障复苏时效性	复苏资源最大化利用	通过科学的现场管理模式，达到复苏资源的一体化管理	92	90	100	282	√
		转运交接模式	患者转运缺乏高效管理	通过对转运资源的有效利用，保障转运安全性	保障院内转运交接安全性	通过科学的现场管理模式，达到移动转运资源的一体化管理	86	92	100	278	√
		目视化管理方法	三大中心目视化管理不完善	复苏设备、目标时间轴、复苏流程目视化提醒	缺乏目视化提醒方法	建立目视化管理方法	90	90	82	262	√
	信息	院前信息	院前院内信息传达不完善	院前院内对急救患者信息实时交互	信息传达受限	急救信息平台的优化	80	86	90	256	√
		车祸患者第三方（交警）信息获取	警医联动机制不完善	建立完善的警医联动机制	增加平台实时有效互动	建立实时、多区域辐射警医联动平台	92	90	100	282	√
		缩短MDT（多学科诊疗）时间	现场MDT	线上MDT+线下MDT	缺乏线上MDT	线上MDT平台构建	86	80	80	246	√
		POCUS（床旁即时超声）	POCUS操作者依赖性强	POCUS影像与超声专家实时交互	引进超声远程交互平台	超声远程交互技术的应用	92	82	90	264	√

主题	内容	把握项目	现况水平	期望水平	望差值	拟定攻坚点	上级方针	圈的优势	克服能力	总分	采用攻坚点
							评价项目				
三大中心院前院内一体化救治模式的构建与应用	信息	紧急输血通知	输血信息传递不及时	输血信息及时传递	输血信息传递	建立紧急输血平台	90	90	82	262	√
		转运前评估	转运前评估缺乏智能化	转运前评估智能化	增加转运前评估智能化水平	设计智能化转运评估模块	80	86	90	256	√
		三大中心时间表信息化	三大中心时间表缺乏信息化	设计三大中心时间表信息化	提高三大中心时间表信息化水平	设计三大中心时间表信息化模块	60	64	56	180	×
		三大中心患者时间数据	无法自动获取三大中心患者时间数据	设计自动获取三大中心患者时间系统	提高获取三大中心患者时间系统准确性	设计获取三大中心患者时间系统	64	90	82	236	×
		实验室反馈提醒	手动查询实验室结果	结果异常值弹窗提醒	缺少智能提醒功能	绿色通道患者异常指标智能弹窗提醒模块构建	60	64	64	188	×
	工具	复苏质控量表	复苏质量未评价	复苏质量得到准确记录并及时质控	缺乏复苏质量评价工具	设计复苏质控量表	80	86	90	256	√
		预检分诊模块	三大中心智能化分诊	聚焦高危人群及群体事件，优化三大中心智能化分诊模块	优化三大中心智能化分诊模块	分诊模块的优化升级	80	86	90	256	√
		目视化表单	缺少三大中心时间管理目视化工具	目视化管理三大中心时间轴	使用目视化管理工具管理三大中心时间	设计及应用三大中心时间管理目视化工具	92	90	100	282	√

续表

主题	内容	把握项目	现况水平	期望水平	望差值	拟定攻坚点	评价项目 上级方针	圈的优势	克服能力	总分	采用攻坚点
三大中心院前院内一体化救治模式的构建与应用	环境	复苏设备	设备摆放分散	复苏设备整合摆放	提高复苏单元设备放置合理性	完善设备放置	86	80	80	246	√
		区域布局	部分不合理	复苏单元优化改造	提高复苏单元布局合理性	设计及改造复苏单元	86	80	80	246	√
		床位	三大中心专用床位设置不合理	三大中心专用床位设置合理	提高专用床位设置合理性	优化专用床位设置	92	82	90	264	√

其次，通过圈员头脑风暴将攻坚点合并（见表4）。

表4　合并攻坚点

主题	掌握项目	攻坚点	合并攻坚点
三大中心院前院内一体化救治模式的构建与应用	绿色通道	优化绿色通道流程	设计全方位多模式智能化平台，促进三大中心信息实时交互
	院前院内衔接制度	优化衔接模式、制定衔接标准	
	信息开发人员	开发智能化绿色通道、优化三大中心分诊模块	
	院前信息	急救信息平台的优化	
	车祸患者第三方（交警）信息获取	建立实时、多区域辐射警医联动平台	
	三大中心复苏制度	驾驶舱管理理念与三大中心复苏制度的融合	创新模式提供一体化综合救治服务
	团队构成	构建多学科团队	
	专项护理人才	组成专业护理人才梯队	
	复苏救治模式	通过科学的现场管理模式，实现复苏资源的一体化管理	
	目视化管理方法	建立目视化管理方法	
	POCUS	超声远程交互技术的应用	
	紧急输血通知	建立紧急输血平台	
	复苏质控量表	设计复苏质控量表	
	预检分诊模块	分诊模块的优化升级	

续表

主题	掌握项目	攻坚点	合并攻坚点
三大中心院前院内一体化救治模式的构建与应用	目视化表单	设计及应用三大中心时间管理目视化工具	创新模式提供一体化综合救治服务
	复苏设备	完善设备放置	
	缩短 MDT 时间	线上 MDT 平台构建	
	区域布局	设计及改造复苏单元	
	安全转运制度	制定一体化导向的转运制度	运用科学管理模式，保障患者转运安全
	转运交接模式	通过科学的现场管理模式，实现移动转运资源的一体化管理	
	转运前评估	设计智能化转运评估模块	
	三大中心专用床位设置不合理	优化专用床位设置	
	夯实人员基础	创新培训方式方法、5G 智慧考核评价	建立系统性长效培训机制
	专科人员	提升院前院内人员联动水平	
	行政部门人员	定期组织多部门联合讨论	
	人员认识程度	提高人员三大中心重要性认识程度	
	人员掌握度	提高人员三大中心专业知识掌握程度	

再次，对具体目标进行量化。

根据现况值，结合急诊外科委员会发布的急诊手术时限要求，以及浙江省卫健委在2022年发布的"医疗质量安全改进目标"目标值及责任分工的通知，其中要求提高急性脑梗死再灌注治疗率和ST段抬高型心肌梗死再灌注治疗率，对目标进行量化。

1. 院前目标

120信息预警达标率=120信息预警数/120总数 × 100%=97.12%（现况值）

2022年医院120信息预警达标率情况如图3所示。根据现况值，设定120信息预警达标率目标值（如图4所示）。

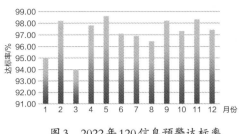

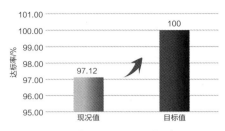

图3 2022年120信息预警达标率　　　　图4 现况及目标值

2.院内指标:胸痛目标

(1)ST段抬高型心肌梗死再灌注治疗率=ST段抬高型心肌梗死患者完成PCI(经皮冠状动脉介入)的数量/24小时内ST段抬高型心肌梗死患者总人数×100%=98.5%(改善前)

2022年医院ST段抬高型心肌梗死再灌注治疗率情况如图5所示。根据现况值,设定ST段抬高型心肌梗死再灌注治疗率目标值(如图6所示)。

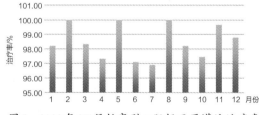

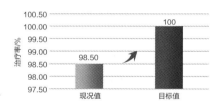

图5 2022年ST段抬高型心肌梗死再灌注治疗率　　图6 现况及目标值

(2)急性ST段抬高心肌梗死直接PCI治疗D2W(患者首次医疗接触到导丝通过的时间)70分钟达标率=急性ST段抬高心肌梗死患者首次医疗接触到导丝通过时间在70分钟内的患者数/急性ST段抬高心肌梗死行PCI的患者数×100%=50.3%(现况值)

2022年医院急性ST段抬高心肌梗死直接PCI治疗D2W时间70分钟达标率情况如图7所示。根据现况值,设定急性ST段抬高心肌梗死直接PCI治疗D2W时间70分钟达标率目标值(如图8所示)。

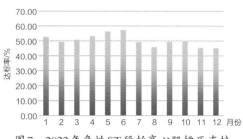

图7　2022年急性ST段抬高心肌梗死直接
PCI治疗D2W时间70分钟达标率

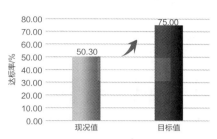

图8　现况及目标值

3.院内指标：卒中目标

（1）急性脑梗死再灌注治疗率＝对6小时内的急性脑梗死患者给予静脉溶栓和（或）血管内治疗患者数/6小时内急性脑梗死患者总数 ×100%=57.7%（改善前）

2022年医院急性脑梗死再灌注治疗率情况如图9所示。根据现况值，设定急性脑梗死再灌注治疗率目标值（如图10所示）。

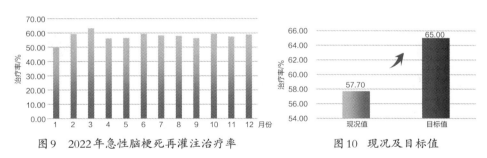

图9　2022年急性脑梗死再灌注治疗率

图10　现况及目标值

（2）急性脑梗死静脉溶栓60分钟达标率＝急性脑梗死患者静脉溶栓时间在60分钟内的患者数/急性脑梗死患者静脉溶栓总数 ×100%=91.7%（现况值）

2022年医院急性脑梗死静脉溶栓60分钟达标率情况如图11所示。根据现况值，设定急性脑梗死静脉溶栓60分钟达标率目标值（如图12所示）。

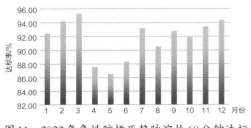

图11　2022年急性脑梗死静脉溶栓60分钟达标率

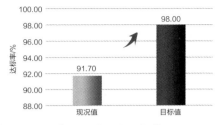

图12　现况及目标值

（3）急性脑梗死动脉取栓90分钟达标率=对急性脑梗死患者给予动脉取栓时间在90分钟内的患者数/急性脑梗死患者动脉取栓患者总数×100%=41.12%（现况值）

2022年医院急性脑梗死动脉取栓90分钟达标率情况如图13所示。根据现况值，设定急性脑梗死动脉取栓90分钟达标率目标值（如图14所示）。

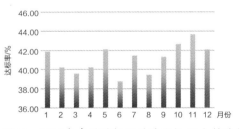

图13　2022年急性脑梗死动脉取栓90分钟达标率

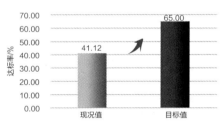

图14　现况及目标值

4. 院内指标值：创伤目标

（1）严重创伤患者送急诊手术时长符合率=严重创伤患者进入急诊至送入手术时长的患者数/严重创伤送手术患者总数×100%=84.2%（改善前）

2022年医院严重创伤患者送急诊手术时长符合率情况如图15所示。根据现况值，设定严重创伤患者送急诊手术时长符合率目标值（如图16所示）。

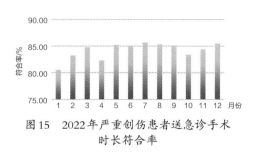

图15　2022年严重创伤患者送急诊手术
时长符合率

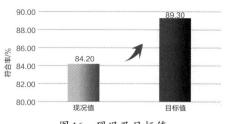

图16　现况及目标值

（2）严重创伤患者到院至完成CT时间（分钟）=严重创伤患者进入急诊至完成CT扫描时间（分钟）=38.64分钟（改善前）

2022年医院严重创伤患者到院至完成CT时间情况如图17所示。根据现况值，设定严重创伤患者到院至完成CT时间目标值（如图18所示）。

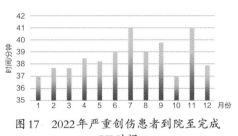

图17　2022年严重创伤患者到院至完成
CT时间

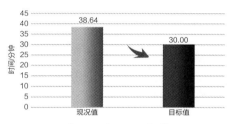

图18　现况及目标值

六、对策拟定

通过头脑风暴法对对策进行一次和二次展开（见表5），圈员依据可行性、经济性、迫切性、安全性进行评价，得出有效对策，并讨论整合对策群组（见表6）。

表5　对策一次二次展开

攻坚点	对策第一次展开	对策第二次展开	评价指标				总分
			可行性	经济性	迫切性	安全性	
设计全方位多模式智能化平台，促进三大中心信息实时交互	设计全方位多模式智能化平台	构建警医联动信息平台	100	60	100	100	360
		完善与院前120衔接平台	100	100	100	100	400
		实现无名氏患者一键建档	100	60	60	100	320
		建立院前120、警察、急诊三方互通平台	60	20	60	24	164
		建立全方位院前院内预警联动平台	90	92	94	90	366
		实现一键开启绿色通道	100	94	92	100	386
	实现三大中心信息实时交互	优化绿色通道流程	94	90	100	92	376
		构建绕行急诊流程	94	92	90	100	376
		三大中心全流程信息化管理	30	20	52	24	126
		患者身份信息传输以及危重症程度等级评估	94	100	92	90	376
		院前院内信息化平台实现视频实时交互，数据实时上传	94	90	78	92	354
创新模式，提供一体化综合救治服务	创新模式	文献查阅，指南解读，跨行业借鉴，引入驾驶舱管理模式	78	94	100	90	362
		建立驾驶舱标准作业程序，与急诊团队以及各部门进行标准沟通模式	94	100	94	78	366
		设立人员架构，设置以PF（医疗组长）/PM（护理组长）为领导的现场人员管理模式	60	100	78	94	332
	提供一体化综合救治服务	急诊科参与院前急救	20	24	30	54	128
		绿色通道信息实现跨部门无缝衔接	100	94	92	100	386
		优化预检分诊三大中心评估规则引擎	94	90	100	92	376
		急诊科与三大中心科室床位信息资源共享	60	20	60	24	164
		实现FAST（超声快速评估）超声专家团队实施信息互通	90	78	100	94	362
		复苏单元合理改造，依据ABC原则实现区域化物品管理	94	90	100	92	376
		建立紧急输血平台，启动紧急输血响应机制	94	92	90	100	376
		增加人员配置	30	20	52	24	126

续表

攻坚点	对策第一次展开	对策第二次展开	评价指标				总分
			可行性	经济性	迫切性	安全性	
创新模式，提供一体化综合救治服务	提供一体化综合救治服务	CTN01/02 依据 2023esc 急诊胸痛评估及管理决策路径	100	94	92	100	386
		完善群体事件响应机制，优化应急人员梯队建设	94	90	100	92	376
		增加专科医生	60	20	60	24	164
		实现三大中心标准化建设	90	92	94	90	366
		依据 START（简称验伤分类法）快速分诊标准，预检分诊实行分类分区管理	100	94	92	100	386
		设立质控标准	94	90	100	92	376
运用科学管理模式保障患者转运安全	运用科学管理模式	引用移动驾驶舱概念	94	92	90	100	376
		设立人员架构，设置转运过程中以 PF/PM 为领导的现场人员管理模式	100	94	92	100	386
		建立标准化沟通模式	94	90	100	92	376
	全方位保障患者转运安全	制定转运异常事件应急预案	90	92	94	90	366
		设置转运人员配置标准	100	94	92	100	386
		完善急诊科危重患者转运制度	94	90	100	92	376
		电话交接闭环管理流程	94	90	92	100	376
		控梯，缩短转运时间	78	78	90	92	338
		建立介入、CT 一体化复苏单元	52	48	24	30	154
		完成急诊手术进程的闭环管理	100	94	92	100	386
		最佳路线的选择，缩短时间	94	90	100	92	376
		保暖，保护患者隐私	90	92	94	90	366
		保证设备完备	100	94	92	100	386
建立系统性长效培训机制	建立系统性机制	引入情景意识概念	94	90	100	92	376
		运用标准操作模式	94	90	100	92	376
		专项人才培养	94	100	92	90	376
		MINI-CEX（迷你临床演练评估）技能培训模式	94	90	78	92	354
		培训工作坊	78	94	100	90	362
	长效培训内容	参加省 ECMO 专项人才培训班，组建 ECMO 团队	94	90	100	92	376
		超声专科人才培养	94	92	90	100	376

续表

攻坚点	对策第一次展开	对策第二次展开	可行性	经济性	迫切性	安全性	总分
			评价指标				
建立系统性长效培训机制	长效培训内容	设置万能血紧急输注制度	30	20	52	24	126
		开展复训教学	94	100	92	90	376
		增设考核频次	94	90	78	92	354
		应用心肺复苏质量控制系统进行质量评价与系统追踪	78	94	100	90	362
		气管插管配合培训	94	100	92	90	376
		目标体温管理培训	94	90	78	92	354
		危重患者转运	78	94	100	90	362

注：优为5分，良为3分，一般为1分；圈员人数：20人。总分320分以上判定为攻坚点。

表6　整合对策群组

对策	对策群组
建立与120衔接的平台	多模式、全方位打造院前院内快速协同救治平台
建立与警方联动的平台	
完善智能化三大中心分诊模块	
建立院前院内一体化联合团队	
引用航空领域管理模式实行安全管理	复合循环驾驶舱管理模式实现一体化救治
进行人员职责的合理分配	
改造复苏单元，合理布局，提高效率	
使用新技术，保障患者安全	
建立紧急输血平台，为严重创伤患者提供保障	
运用新的管理模式实行一体化管理	启动移动驾驶舱，为患者安全转运保驾护航
生成清单化电子转运交接单并进行全方位评估	
运用NEWS（早期预警）评分评估患者的危重症程度	
选择最佳转运路线和预估转运时间，保证路线通畅	
构建三级质控体系，制定高效SOP（标准操作规程）流程	多层次构建质控体系，系统化夯实团队基础
运用新的培训方式进行单项技能的培训	
进行专项人才的培训	

七、最适对策探究

通过PDPC法针对四大对策列出阻碍判定的因素，找出解决阻碍的方法。

1. 对策一：多模式全方位打造院前院内快速协同救治平台PDPC法（如图19所示）。

阻碍判定：信息平台构建存在资金、技术等困难，人员不配合。

解决阻碍方法：加强院内院外沟通，在医务部协调下，由信息部联合院前120、急诊科共同提出方案，信息部解决技术问题；由医院及120共同承担硬件技术支持；由医院医务部联合120牵头，协调各部门人员，实现多部门配合。

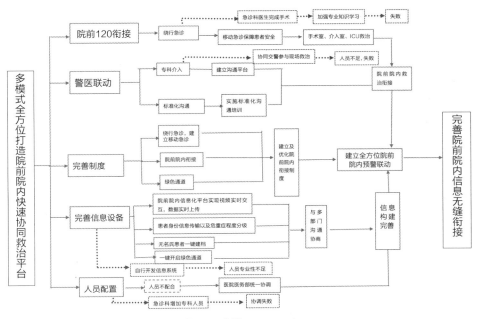

图19　对策一PDPC法

2. 对策二：复合循环驾驶舱管理模式实现复苏一体化救治PDPC法（如图20所示）。

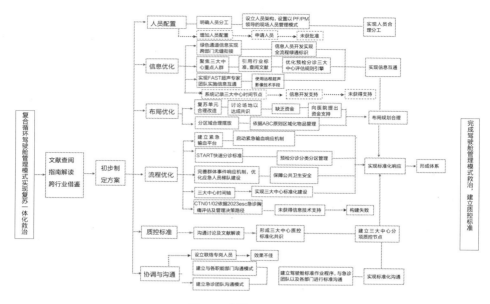

图20　对策二PDCA法

阻碍判定：三大中心实现目视化管理；超声如何提升临床判断的准确性和实时性；引进设备及复苏单元改造需要场地和资金支持。

解决方法：创建三大中心时间轴；使用远程超声影像技术与超声专家实现信息互通；向医院提出申购需求并提供区域改造方案。

3. 对策三：启动移动驾驶舱为患者安全转运保驾护航PDCA法（如图21所示）。

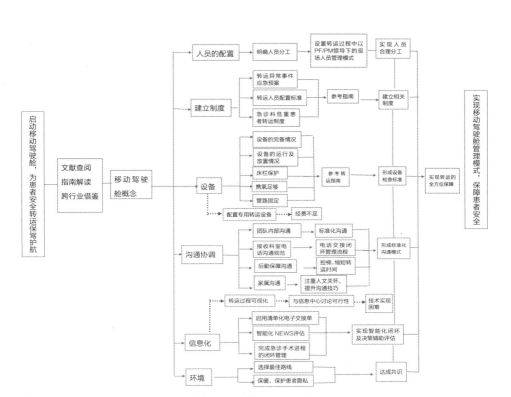

图21　对策三PDPC法

阻碍判定：构建转运管理模式困难；转运前信息化病情评估不完善。

解决方法：采用移动驾驶舱管理模式，形成集约式移动转运全过程；联合信息部引入NEWS预警，优化电子交接单。

4. 对策四：多层次构建质控体系，系统化夯实团队基础PDPC法（如图22所示）。

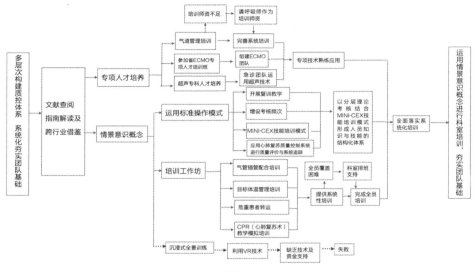

图 22　对策四 PDPC 法

阻碍判定：培训方式有效性；质量控制构建难度高；培训人员须全覆盖。

解决方法：查阅文献和头脑风暴；院领导支持，职能部门协同；科室给予排班支持。

八、对策实施

（一）多模式全方位打造院前院内快速协同救治平台

1. 计划

（1）建立团队统一调控；（2）建立与120衔接的平台；（3）建立与交警联动的平台；（4）专科参与，绕行急诊；（5）完善预检分诊系统，优化分诊模块。

2. 实施

实施时间：2023年7月24日—8月15日

实施地点：急诊科

实施步骤：（1）院领导牵头，联合院内急诊、各专科和院前交警和120单位组成三大中心团队，通过每月召开质控会议共同沟通协调解决问题。（2）患者拨打120，院前急救系统启动，120到达现场后启动院前院内衔接，通过建立入院协同救治平台，预警患者到达时间、病情严重等级，患者及车辆信息，实现院前院内信息互联互通，做到上车即入院，急诊科参与到患者院前救治中，并提前做好接收准备。预检分诊通过入院协同救治平台提前接到患者信息，一键完成建档，开通绿色通道，同时院内三大中心专家提前响应，充分评估院前情况，尤其是胸痛专家凭借院前心电图明确诊断，启动绕行急诊流程，从而缩短救治的总时长。（3）对于严重创伤患者，院内通过与交警建立警医联动平台，急诊及各大专科与交警实现24小时联动，打造区域化救治最小半径，保障危重创伤患者信息互联，快速衔接，院内医护团队第一时间了解患者的损伤机制，尽早明确临床问题，各专科充分联动，创伤团队提前到达。（4）急诊预检分诊系统当中在原有的三大中心模块化、智能化分诊基础上，增加创伤START检伤分诊模式，面对群体事件做到快速分诊，并且可以迅速筛选以便查询和统计。

3. 效果确认

预检分诊开通绿色通道时间缩短到40秒；120平均响应时间缩短到1分钟；120信息预警达标率上升至100%；ST段抬高型心肌梗死再灌注治疗率上升至98.9%；急性脑梗死再灌注治疗率上升至58.3%；严重创伤患者送急诊手术时长符合率上升至85.7%。

4. 对策处置

对策有效，继续实施。

（二）复合循环驾驶舱管理模式实现复苏一体化救治

1. 计划

（1）引用驾驶舱概念对复苏模式进行创新；（2）对人员角色进行明确定

义及分工；（3）对设备环境及区域进行优化及改造；（4）建立基于角色标准化的 Mobile ECMO 团队，采用 2+2 医护组合模式，要求团队在启动后 10 分钟内到达现场；（5）团队应用超声技术增加评估的准确性及实时性；（6）建立三大中心时间管理标准并实行目视化管理；（7）实现信息化输血闭环管理并建立紧急输血平台。

2. 实施

实施时间：2023 年 8 月 25 日—9 月 21 日

实施地点：急诊科

实施步骤：

（1）应用驾驶舱资源管理模式。驾驶舱资源管理又被称作机组资源管理，它是应用于航空领域飞行安全的管理科学，航空领域的安全标准非常高，因为失误带来的代价非常大，合理的、正确的驾驶舱资源管理可以有效地避免不安全事件的发生。将驾驶舱资源管理模式引用到复苏单元对急诊流程实行一体化管理（如图 23 所示），内容包括以人为中心，设备、信息以及消耗品等所有驾驶舱内可以利用的资源，通过人员统一调控确保患者安全。

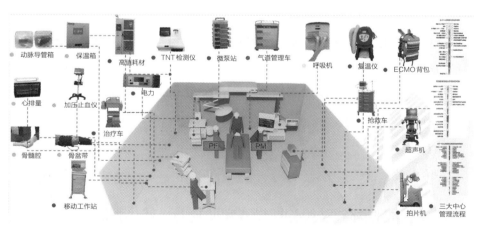

图 23　复苏单元驾驶舱

a. 驾驶舱人员管理：团队设立两名组长并合理分工，明确职责。驾驶舱资源管理中PF是医疗组长，主要工作职责是：明确目标，时刻对患者状态保持监控和确认，主导抢救，给出决策性治疗建议，并保证目标与患者实际保持一致或者出现非预期行为时，利用驾驶舱资源进行修正，并多点联络和进程推进；PM是护理组长，作为驾驶舱必要成员，主要工作职责是协助PF而且必须主动积极监控各项参数，如实验室检查、生命体征等，同时也对PF的操作行为、患者流程的推进状态的保持和变化开展同样的"管理"工作。PF通过输出指令保持团队并和PM共同对驾驶舱内人力、设备、操作资源作出合理的分配。

b. 驾驶舱环境设备管理：在扩建以及改造复苏单元的基础上，仪器设备合理摆放，包括气道管理车、呼吸机、动脉导管箱、保温箱、心排量，加压止血仪、骨髓腔、骨盆带、高值耗材等，方便快速获取；耗材依据A气道、B呼吸、C循环分类定点实行目视化管理；智能化物流运输模式有运用机器人配送、气动物流、箱式物流，加快标本、药物、设备的运送率。

（2）建立三大中心管理时间轴（如图24—图26所示），以项目为引导，时间为序列，实现急救各环节时间节点目视化预警提醒。

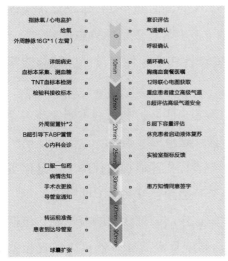

图24　胸痛急救流程

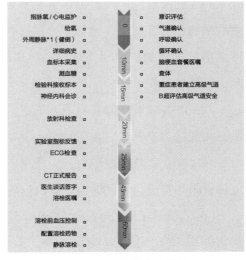

图25　脑梗急救流程

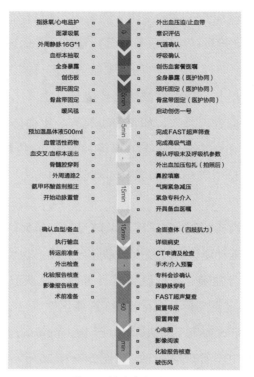

图 26　创伤急救流程

（3）急诊科医护人员熟练运用POCUS（床旁即时超声）技术增加快速评估的准确性和实时性，急诊护士通过评估下腔变异度评估休克患者的容量；评估插管后肺的扩张形态，提高气道的安全性和准确性以及动静脉导管穿刺，保障患者安全。

（4）由各领域专家及专业人员组成急诊超声团队，利用远程影像技术手段，实现超声屏幕实时共享及交互指导，保证超声的准确性。

（5）建立紧急输血平台，为严重创伤患者优先输血提供保障，信息化实现输血闭环管理，做到输血、危机值各环节可追溯、可共享、可质控。

（6）与各部门充分沟通与协作，建立三大中心长效快速响应机制，包括落实创伤一号急救团队启动机制、急会诊制度及术前MDT制度，实现相关科室快速响应，建立三大中心救治中各角色高效协同、信息共享的绿色通道

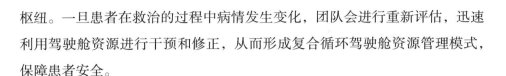
枢纽。一旦患者在救治的过程中病情发生变化，团队会进行重新评估，迅速利用驾驶舱资源进行干预和修正，从而形成复合循环驾驶舱资源管理模式，保障患者安全。

3. 效果确认

严重创伤紧急输血目标时间30分钟达标率上升至64%；急性胸痛患者肌钙蛋白检查时间20分钟达标率上升至92.21%；ST段抬高型心肌梗死再灌注治疗率上升至99.3%；急性脑梗死再灌注治疗率上升至62.1%；严重创伤患者送急诊手术时长符合率上升至87.6%。

4. 对策处置

对策有效，三大中心质控时间轴列入标准化，继续实施。

（三）启动移动驾驶舱为患者安全转运保驾护航

1. 计划

（1）引用移动驾驶舱概念对转运实行全方位管理；（2）实现转运前清单化、智能化的评估；（3）实现推送手术信息化闭环管理及流程追溯；（4）建立有效沟通交接规范及各部门预警机制。

2. 实施

实施时间：2023年9月21日—10月16日

实施地点：急诊科、手术室、ICU、介入中心

移动驾驶舱是指应用驾驶舱资源管理模式将患者的转运构建成一个移动的驾驶舱，利用操纵、导航、通信三个概念管理实施。

（1）转运前团队要结合系统自动计算News评分及给出的决策性建议来充分评估转运的时机、选择最佳转运路线和预估转运时长、提前控梯，选择足够的氧气钢瓶，自动生成清单化转运交接单，从而实现转运前全方位的评估。

（2）转运途中确定患者按照指定意图完成转运行为。掌握各项设备参数

及报警的判断和处理，培养团队的情景意识，制定转运途中突发事件应急预案及急诊科危重患者转运流程以保障途中转运安全。

（3）转运团队内部及与外部包括手术室、导管室、ICU、家属等之间的有效沟通，建立沟通交接规范，以保证沟通的有效性和简洁性。通过信息化手段，如手术室推送手术通知、扫码记录时间节点等完善通信内容的传递，实现闭环管理；转运团队与手术室或介入中心互联互通，启动提前预警机制，手术室或介入中心按照预警机制动态调配手术间，缩短三大中心患者救治时间。

3. 效果确认

急性缺血性卒中患者到院至开始急诊CT扫描时间20分钟达标率上升至73.23%；ST段抬高型心肌梗死再灌注治疗率从98.5%上升至99.8%；急性脑梗死再灌注治疗率从改善前的57.7%上升至64.8%；严重创伤患者送急诊手术时长符合率从改善前的84.2%上升至89.1%。

4. 对策处置

手术闭环，电子转运交接单在三院区推广，对策有效，继续实施。

（四）多层次构建质控体系，系统化夯实团队基础

1. 计划

（1）建立三大中心质控组织架构；（2）全方位制定SOP；（3）制订合理科学的培训计划；（4）加强专项人才培养。

2. 实施

实施时间：2023年10月16日—11月29日

实施地点：急诊科、技能培训中心

实施步骤：

（1）构建三大中心质控团队（如图27所示）实行三大中心数据质控。

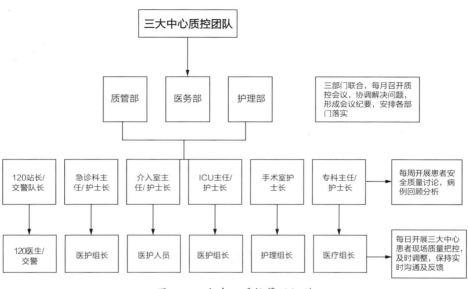

图27　三大中心质控管理细则

（2）设立科室质控大组长每周开展三大中心患者质量把控，及时调整，保持时时沟通及反馈。

（3）制定SOP流程，包括创伤患者评估流程、创伤团队启动SOP、容量评估SOP、急诊ECMO启动标准化等，相关科室公告流程并学习，保证流程充分落实。

（4）坚持标准操作程序，定期开展对人员的复训工作，有助于建立和加强人员技能的信息痕迹，防止因信息逐渐消退而出现遗忘，并根据遗忘理论安排人员学习，合理设计考核频次。

（5）采用工作坊的培训方式，训练团队成员的情景意识。

① 危重患者转运、创伤患者评估、CPR教学模拟培训，充分利用智能化心肺复苏质量控制系统对不同目标人群实行质量评价及系统跟踪，以及目标体温管理、导管固定等。

② 运用MINI-CEX培训模式实行一系列单项技能的培训，比如创伤手法固定及颈托佩戴、骨髓腔输液技术、加压止血带的规范使用、单人施救翻转

俯卧伤员手法、大规模伤亡检伤分类等。通过构建培训方案，用各个维度、各个方面的指标进行评价，从而保证临床培训的有效性。

（6）进行专项人才培养。

① ECMO培训，成立Mobile ECMO团队，运用基于角色标准化的Mobile ECMO模式实施管理，做到人员标准化、操作流程标准化、转运材料包标准化、专业设备配置标准化。

② 超声培训，用2周时间完成44个课时的系统化理论学习；超声班1对1临床带教，每周图像解读，操作分析，结合病例进行讨论。

3. 效果确认

严重创伤患者床旁FAST时间20分钟达标率上升至100%；ST段抬高型心肌梗死再灌注治疗率上升至100%；严重创伤患者送急诊手术时长符合率上升至90.45%。

4. 对策处置

对策有效，三大中心质控时间轴列入标准化，继续实施。

九、效果确认

（一）有形成果

1. 改善后的数据分析

院前院内各项指标均得到明显提升，很好地完成了目标（如图28—图35所示）。

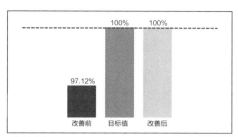

目标达成率

=（改善后－改善前）/（目标值－改善前）×100%

=（100－97.12）/（100－97.12）× 100% = 100%

图28　120信息预警达标率

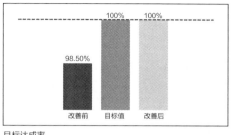

目标达成率

=（改善后－改善前）/（目标值－改善前）×100%

=（100－98.50）/（100－98.50）×100% = 100%

图29　ST段抬高型心肌梗死再灌注治疗率

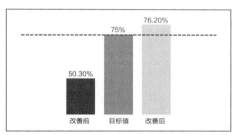

目标达成率

=（改善后－改善前）/（目标值－改善前）×100%

=（76.20－50.30）/（75－50.30）× 100% = 104.8%

图30　急性ST段抬高心肌梗死直接PCI治疗D2W时间70分钟达标率

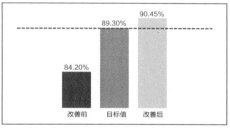

目标达成率

=（改善后－改善前）/（目标值－改善前）×100%

=（90.45－84.20）/（89.30－84.20）× 100% = 118.2%

图31　严重创伤患者送急诊手术时长符合率

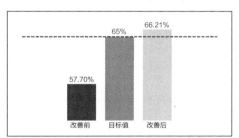

目标达成率

=（改善后－改善前）/（目标值－改善前）×100%

=（66.21－57.70）/（65－57.70）× 100% = 116.6%

图32　急性脑梗死再灌注治疗率

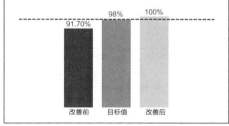

目标达成率

=（改善后－改善前）/（目标值－改善前）×100%

=（100－91.70）/（98－91.70）× 100% = 131.7%

图33　急性脑梗死静脉溶栓60分钟达标率

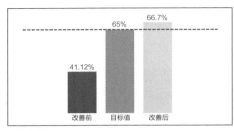

目标达成率
= （改善后－改善前）/（目标值－改善前）×100%
= （66.7-41.12）/（65-41.12）× 100% = 107.1%

图34　急性脑梗死动脉取栓90分钟达标率

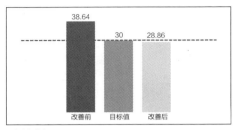

目标达成率
= （改善前－改善后）/（改善前－目标值）×100%
= （38.64-28.86）/（38.64-30）× 100% = 113.2%

图35　严重创伤患者到院至完成CT时间
（分钟）

2. 效益指标如图36—图41所示。

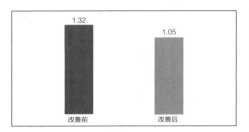

图36　胸痛患者平均ICU住院日

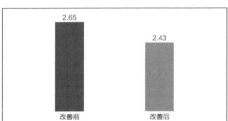

图37　卒中患者平均ICU住院日

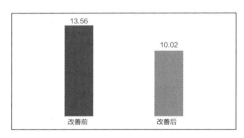

图38　严重创伤患者平均ICU住院日

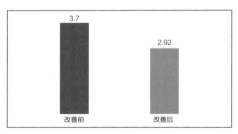

图39　胸痛患者均次住院费用（万元）

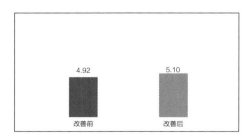

图40　卒中患者均次住院费用（万元）

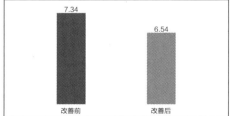

图41　创伤患者均次住院费用（万元）

3. 满意度调查（如图42—图44所示）

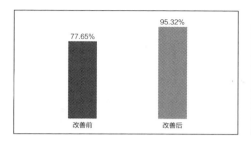

图42　科室对三大中心患者处置满意度

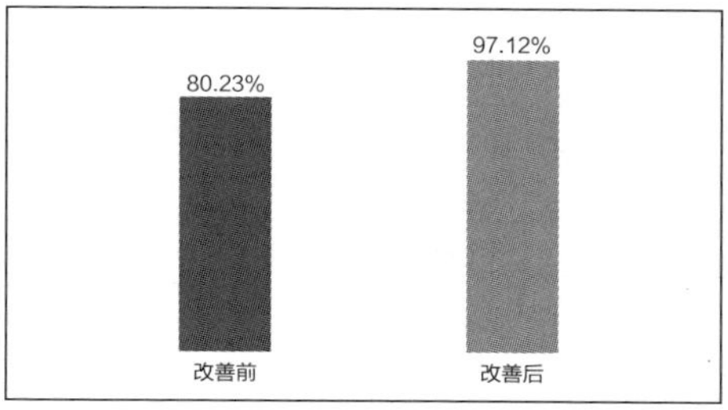

图43　交警对医院的满意度

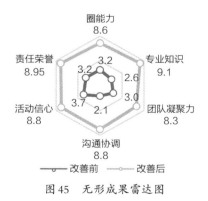

图44　120对医院满意度

（二）无形成果

三大中心院前院内一体化救治模式的无形成果如图45和表7所示。

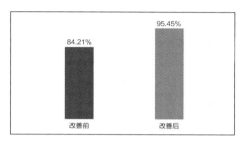

图45　无形成果雷达图

表7　无形成果数据汇总

项　　目	改善前	改善后
圈能力	3.2	8.6
专业知识	2.6	9.1
团队凝聚力	3.0	8.3
沟通协调	2.1	8.8
活动信心	3.7	8.8
责任荣誉	3.2	8.95

注：由圈员23人评分，每项每人最高10分，最低1分，取平均分。

十、标准化：制定以及修订一系列流程和制度

1. 对院前院内衔接、绕行急诊、绿色通道以及危重患者转运等5个流程实行标准化完善。

2. 制定院前急救衔接以及急诊科护士紧急替代制度等。

十一、附加效应

在核心期刊发表论文2篇，结题课题1项，申请课题1项。

十二、检讨与改进

检讨与改进具体内容见表8。

表8　检讨与改进

活动项目	优点	缺点／今后努力方向
主题选定	多部门联动	可以采用更多形式的手法，比如QFD等
拟订计划	按计划完成各项工作	
目标设定	目标设定合理	今后可参照标杆单位的目标

活动项目	优点	缺点／今后努力方向
对策拟定	拟定对策涉及多个部门，措施可行性强	对策拟定还可以更有创新性，思路更广
最佳对策探究	方法多样，探究较透彻	今后可尝试使用其他的工具
对策实施与检讨	对策实施涉及多个部门，措施可行性强	对策实施还可以更有创新性，思路更广
效果确认	多部门共同合作	部门合作时需加强沟通
标准化	有效对策及时标准化，巩固效果	
检讨与改进	1. 优化急诊信息系统，形成以预检分诊为起点、以时间节点控制为核心的全流程闭环式管理； 2. 对入院患者的转归进行成效评价，可形成院前与院内数据的有效互动与循环	

十三、持续质量控制

1. 持续目标控制（略）。

2. 浙医一院获2023年浙江省省级职工职业技能竞赛急诊创伤救治赛项省级医院初赛团体二等奖；在2023年浙医一院首届青年护理技能竞赛中急诊科王媛媛获得心肺复苏单项一等奖，郭彬获得"理论标兵"荣誉称号，翁顺锋获得"技能标兵"荣誉称号。

3. 建立航空医疗救援网络：2023年底，医院建立省域航空医疗救援网络，航空医疗救援作为急救医疗服务的重要组成部分，可排除地面交通的影响，具有反应快、覆盖广、实效性高等特点，在大型突发事件中起到重要作用。"空地一体化"急救站，共同构建三院区一体的区域联合救治模式。

4. 平行推广：入院协同救治平台，预检分诊一键建档，一键开通绿色通道，START检伤分诊实现三院区平行推广。

参考文献 ···

[1] 胡盛寿,高润霖,刘力生,等.《中国心血管病报告2018》概要[J].中国循环杂志,2019,34(3):209-220.

[2] Report on Stroke Prevention and Treatment in China Writing Group. Summary of Chinese Stroke Prevention and Treatment Report 2019[J]. Chinese Journal of Cerebrovascular Diseases,2020,17(5):272-281.

[3] 高伟,白祥军.中国创伤中心现状与展望[J].创伤外科杂志,2018,20(4):241-244.

[4] 钱安瑜,张茂.积极参与创伤中心建设,加速急诊学科发展[J].中华急诊医学杂志,2019,28(5):550-552.

[5] 杨叶,华飞,刘宏波,等.常州市院前急救和院内救治无缝衔接的现状与展望[J].中华卫生应急电子杂志,2020,6(6):375-377.

[6] 王妍妍,孙佰清.大数据环境下突发灾害应急物资配置模式研究[J].科技管理研究,2019,39(7):226-233.

[7] 夏志洁,冒山林,曹隽,等.急诊-综合ICU一体化管理对急诊医疗安全效果的评价[J].中华急诊医学杂志,2017,26(12):1469-1471.

[8] 季学丽,张阳春,姜丽丽,等.急诊卒中、创伤、胸痛救治中心的建设与效果[J].中国急救复苏与灾害医学杂志,2019,14(12):1235-1238.

[9] 杨炯,陈佩,费爱华,等.上海新华医院一站式紧密型急诊管理模式实践与思考[J].中国医院,2017,21(1):15-17.

[10] 蔡建军,万毓华,曾元临,等.创伤急救中心院前院内协同救治信息平台的建设与应用[J].中华创伤杂志,2020,36(1):82-85.

[11] 张小亮,王忠民,戴作雷,等.基于"绿色医嘱"模式的急诊多中心智慧急救系统建设思考[J].中国数字医学,2020,15(2):42-44.

本案例由浙江大学医学院附属第一医院提供

主要团队成员：李彤、李琴、叶荣华、刘志海、周虹、姚慧、严佳垒、马贻芳、王丽萍、徐敏、郭磊、吴标龙、蒋定军、彭志毅、顾鹏程、龚江标、郭晓纲、潘向滢、计仁杰、温小红、阙日升、田路

专家点评

背景与实践意义：案例紧密围绕提升急诊救治效率和质量，针对以心肌梗死、急性卒中、创伤严重三类高比重急症的院前院内一体化救治模式开展研究与改进。案例选题结合国家关于全面提升医疗质量的政策要求与医院三大中心建设的现实难题，通过创新救治模式、多学科合作、信息互联互通等举措，提升急危重症救治效率和质量，可为其他医疗机构提供借鉴经验，有助于推动整个医疗行业急危重症救治能力的提升，具有高度的实践价值和创新性。

品管工具与创新点：本案例运用课题达成型品管圈手法，对院前急救、院内急诊、入院救治层面对现况水平进行全面调查，结合翔实的调查结果，形成课题的攻坚点，围绕医疗质量安全改进目标的多个环节制定量化指标，运用QC STORY判定法、PDPC法、头脑风暴法等多种质量管理工具，并基于整合后的攻坚点进行对策拟定，提出多模式全方位打造院前院内快速协同救治平台、复合循环驾驶舱管理模式实现复苏一体化救治、启动移动驾驶舱为患者安全转运保驾护航等创新性对策。案例的创新点在于构建了院前院内一体化救治模式，通过多学科协作和信息化手段，显著提高了救治效率和患者满意度。

改进意见：（1）对策实施中建议明确各对策针对的主要成因，体现对策实施内容与目标的一致性。（2）总效果确认未说明时间，改善中、改善后数据采集时间未注明。（3）院前院内快速协同救治平台若以流程图或者TPS的方式呈现会更直观。

点评专家：付自政　王跃胜

构建数智化医院质量安全管理平台

导读
Introduction

　　课题达成型品管圈的实施是一个有序且严谨的过程。首先，圈员们需要设定目标，这一环节要结合医疗机构的战略规划、患者需求以及当前医疗行业的发展趋势来确定一个明确且具有挑战性的新目标值。然后是制定详细的达成目标的方案，这个方案要涵盖具体的行动步骤、责任分工、资源分配等内容。在执行目标方案阶段，全体圈员要不断进行数据的收集与分析，以达到改善策略与目标的一致性。接下来是检查目标方案，将实际达成的成果与设定的目标值进行对比，判断是否达到预期，进而为优化对策提供依据。

一、团队概况

拥心圈组圈于2015年，是由嘉兴市第二医院质管科牵头，联合医务科、护理部、信息科等多部门组成的团队。旨为圈员之间同心协力，用心实干，让患者享受便捷、有效的服务，实现医院质量安全管理及品质持续改进。

二、选题背景

医疗质量直接关系到人民群众的健康权益和对医疗服务的切身感受。医疗质量管理是指按照医疗质量形成的规律和有关法律、法规要求，运用现代科学管理方法，对医疗服务要素、过程和结果进行管理与控制，以实现医疗质量系统改进、持续改进的过程。只有抓质量、重安全，提升医院科学化、精细化管理水平，才能促进医院高质量发展。

为了促进医院高质量发展，国家卫健委从智慧医疗、智慧服务和智慧管理等多方面进行布局。而在实际工作中，当下很多医院的质量管理工作存在以下问题：一是质量安全数据采集整合难，医院信息化建设分类归口多个管理部门，数据标准不统一，提取口径不一致，同质化管理欠缺。二是质量安全数据分析应用难，统计报表上呈现单一数据，无法溯源；手工查找和分析，无法多维度全方面了解问题，难以科学制定解决问题的有效方法。三是院、科两级间质量安全信息沟通不及时，质量信息反馈存在一定的滞后性，管理效率较低。医院的业务系统与管理系统独立分割，临床工作与质量管理工作衔接难，造成临床诊疗质量台账管理及相关数据收集困难。四是质控团队质量管理以事后监管为主，科室质控台账流于形式，内涵质量参差不齐，部分科室台账内容过于简单空洞，无法真实、完整地体现科室质量与安全。五是医院质量管理工作量大，专职人员相对匮乏，未能实现全院质量与安全管理的实时、全面监测。上述众多的痛点、难点，让医疗质量与安全管理面临着较大挑战。

三、主题选定

（一）选题与评价（见表1）

表1　选题评价

序号	主题评价题目	上级重视程度（0.20）	可行性（0.20）	迫切性（0.30）	圈能力（0.30）	总分	顺序	选定
1	数智化医院质量安全管理平台建设	1.0	1.0	1.5	1.2	4.7	1	√
2	手术患者全流程管理	0.8	0.6	1.5	0.9	3.8	2	×
3	提高医疗安全不良事件报告率	0.6	0.4	0.9	1.2	3.1	5	×
4	基于信息化助力HVA（灾害脆弱性）应急演练管理	0.8	0.6	0.9	1.2	3.5	3	×
5	数智赋能助力互联网诊疗	0.8	0.6	0.9	0.9	3.2	4	×
评价说明	分数	上级重视程度	可行性	迫切性	圈能力			
	1	次相关	不可行	半年后再说	需多部门配合			
	3	相关	较可行	下次解决	需一个部门配合			
	5	极相关	可行	尽快解决	能自行解决			

注：共11人参与选题，分别对上级重视程度、可行性、迫切性、圈能力四个方面进行评分，最高为5分，普通为3分，最低为1分，第一顺位选定为本次主题。

（二）提出课题

根据选定的主题，提出三个备选课题方案（如图1所示）。

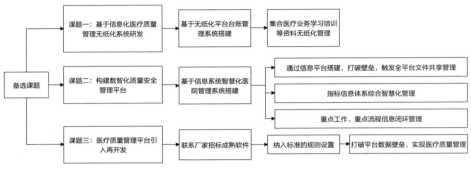

图1 备选课题

（三）确定课题

通过课题评分表，对三个备选课题进行加权评分，确定改进课题（见表2）。

表2 课题确定评分

备选		基于信息化医疗质量管理无纸化系统研发			构建数智化质量安全管理平台			医疗质量管理平台引入再开发		
条件影响力		有效性＞可行性＞时间性＞经济性＞自主性								
项目	评分标准	评价结果	评估分	加权分	评价结果	评估分	加权分	评价结果	评估分	加权分
有效性 $a_1=0.3$	大幅提高医疗质量管理规范率（3分） 略微提高医疗质量管理规范率（2分） 无明显提高医疗质量管理规范率（1分）	略微改善现状	2	0.60	大幅度改善现状	3	0.90	大幅度改善现状	3	0.90

续表

项目	评分标准	评价结果	评估分	加权分	评价结果	评估分	加权分	评价结果	评估分	加权分
可行性 a2＝0.25	不增加单位额外的人力财力负担（3分）	不增加	3	0.75	不增加	3	0.75	增加	1	0.25
	增加单位额外的人力财力负担（1分）									
时间性 a3＝0.2	需花费 3~6 个月（3分）	8 个月	2	0.40	12 个月	1	0.20	8 个月	2	0.40
	需花费 6~9 个月（2分）									
	需花费 9~12 个月（1分）									
经济性 a4＝0.15	费用小于 10 万元（3分）	2 万	3	0.45	10 万	2	0.3	50 万	1	0.15
	费用 10 万 ~20 万元（2分）									
	费用大于 20 万元（1分）									
自主性 a5＝0.1	质管科、信息科在现有 HIS（医院信息系统）基础上能完成（3分）	部分借助外部力量	2	0.20	部分借助外部力量	2	0.20	部分借助外部力量	2	0.20
	必须借助外部力量（2分）									
	无法完成（1分）									
得分				2.40			2.35			1.90

注：1.原始分评分标准：根据项目制定的具体的评分标准。

2.加权综合评分计算方法：总分＝a1×i1+a2×i2+a3×i3+a4×i4+a5×i5（注：a1+a2+a3+a4+a5=1）

3.采用标准：选择加权后得分最高的项目为最后的实施方案。

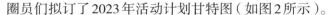

四、计划拟订

圈员们拟订了2023年活动计划甘特图（如图2所示）。

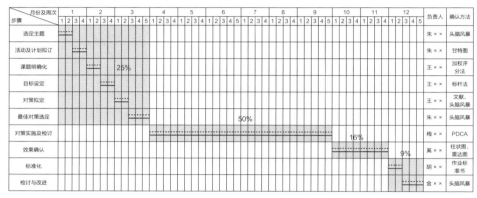

图2 甘特图

五、课题明确化

（一）现状水平分析

1. 质量安全督查和反馈效率低：科室层面质量管理落实情况督查耗时长、效率低（共41个单元，6人检查需要花费至少2.5天，纸质化督查后需至少6小时完成检查记录并形成反馈单；每个专科完成一次质量检查、总结和反馈平均约需5.5小时）；科室自查耗时长、效率低（平均一份病历至少查15分钟，且核心指标督查等为非全样本督查，准确性不够）；借助钉钉等第三方平台反馈，质量信息反馈存在一定的滞后性，解决问题汇总困难；质量安全管理现状可视化程度差，院、科两级间质量信息沟通不及时，导致院、科两级改进不及时。

2. 质量安全数据采集监管难：不同业务系统数据、指标提取分类归口多个管理部门，数据采集标准不统一，提取口径不一致，数据质量差，质量安全相关数据调阅入口多达7个。

3. 质量安全数据分析效率低：院、科两级指标分析耗时长、应用效率低，不便院、科两级及时分析改进重要指标。

4. 部分重点工作未形成闭环管理：比如新技术新项目管理、重大手术审批、应急演练等实行纸质化管理，不能有效形成闭环管理，可能存在安全隐患。

（二）望差值与攻坚点选定

根据上级方针、圈的优势、预期效果调查评分，选定攻坚点（见表3）。

表3　攻坚点选定

主题	项目调查	现况水准	期望水平	望差值	拟定攻坚点	上级方针	圈的优势	预期效果	总分	选定的攻坚点
构建数智化医院质量安全管理平台	质量安全督查和反馈效率	41个科室质量与安全自查管理督查，人员效率为6人×2.5天×7小时/天=105小时（2.56小时/科）	人员效率提升至2人×1.0天×7小时/天=14小时（0.34小时/科）	节省2.22小时/科（检查效率提升≥80%）	搭建基于信息化的质量与安全管理平台	31	24	21	76	√
					提升科室质量管理督查反馈效率	33	22	22	77	√
					建立制度及督查培训，提高质量与安全管理督查效率	19	20	19	58	×
		每次专科质量督查、总结及反馈单完成时间约5.5小时	3小时/次	节省2.5小时	提升专科质量督查及反馈效率	27	25	21	73	√
					加强培训，提高熟练程度，从而缩短撰写总结反馈的时间	19	20	19	58	×
	质量指标采集监管	核心指标、国家质量安全目标和专科质量指标人工督查样本量少	形成全样本督查	100%	核心指标、国家质量安全目标和18个专科质量指标系统抓取、实时督查	31	24	21	76	×

续表

主题	项目调查	现况水准	期望水平	望差值	拟定攻坚点	评价项目				选定的攻坚点
						上级方针	圈的优势	预期效果	总分	
构建数智化医院质量安全管理平台	质量指标分析效率	指标管理多口径查询，有7个不同入口	1个入口	6个入口	指标管理基于信息化整合平台、单点登录	26	22	23	71	√
		质量分析报告未自动形成	形成自动分析报告	100%	根据模板形成结构化的质量指标分析报告并基于分析结果持续改进	32	24	23	79	√
	部分重点工作闭环管理	新技术新项目未闭环管理	形成闭环管理	100%	新技术新项目闭环管理	27	24	23	74	√
		重大手术审批少数有滞后			重大手术审批及时、高效管理	32	24	23	79	√
		全院应急演练管理未闭环			全院应急演练计划落实实时监控，确保按计划落实	26	22	23	71	√

评价基准：

1. 重要3分；次要2分；微小1分。

2. 取总分超过半数（59分）且单项得分≥20分者为攻坚点。

单项：11×3×60%=20分，总分：11×3×3×60%=59分

3. "√"代表选定的攻坚点。

4. 合计圈员11人参与评分。

六、目标设定

搭建数智化医院质量与安全管理平台，实现质量安全实时、高效、可视化的闭环管理，大幅度提升院、科两级质量管理效率。

1. 全院科室质量与安全自查管理督查人员耗时明显减少，检查效率提升≥80%。

2. 每次专科质量督查、总结及反馈完成时间≤3小时。

3.搭建单点登录质量安全数据平台，质量安全指标查询单口径。

4.实现基于线上HVA分析的全院应急演练等重点工作的闭环管理。

5.核心指标、国家质量安全目标和专科质量指标督查形成实时、全样本督查，基于此完成至少5项指标改善。

七、对策拟定

圈员们围绕质量管理全流程涉及的问题提出具体改善方案，根据可行性、经济性、圈能力进行打分，采纳了15个方案，并基于数智化质量管理平台的管理功能，通过合并同类项对策，确定四大对策群组（见表4）。

表4　对策拟定

| 主题 | 管理项目 | 攻坚点 | 改善方案 | 评价项目 | | | | | 选定对策 |
				可行性	经济性	圈能力	总分	效果顺位	
构建数智化医院质量安全管理平台	质量安全督查和反馈效率	1.搭建基于信息化的质量与安全管理平台	（1）信息科使用C# .net core进行管理平台框架搭建	32	26	22	80	1	√
			（2）基于自定义Template模板组件的可视化的数据监测驾驶舱	22	20	25	67	9	√
			（3）采用自定义报表技术，支持自定义脚本，二次开发，满足个性需求	22	25	21	68	8	√
		2.提升科室质量管理和专科质量督查、反馈效率	（1）构建无纸化检查反馈管理体系	30	28	21	79	2	√
			（2）现场督查语音录入系统构建	28	24	25	77	3	√
			（3）多终端（Pad端、移动端）上传体系构建	22	25	21	68	7	√

续表

主题	管理项目	攻坚点	改善方案	评价项目					选定对策
				可行性	经济性	圈能力	总分	效果顺位	
构建数智化医院质量安全管理平台	质量指标采集监管	3. 核心指标、国家质量安全目标和18个专科质量指标系统抓取、实时督查	（1）业务流程改造，核心指标、国家质量安全目标执行情况全样本抓取、实时督查	30	24	22	76	4	√
			（2）业务流程改造，自动提取专科重点指标数据，明确提取口径、统一归口呈现	23	25	21	69	6	√
	质量指标分析效率	4. 指标管理基于信息化整合平台、单点登录	（1）加强培训，提高指标提取的准确性和统一性	16	16	14	46	15	×
			（2）单点登录，统一归口呈现	22	25	20	67	9	√
			（3）指标可自动导入科室质量与安全分析报告中，临床便捷查看分析	22	25	21	68	7	√
		5. 结构化模板开发	根据模板形成结构化的质量指标分析报告并基于分析结果持续改进	23	20	20	63	12	√
	部分重点工作闭环管理	6. 新技术新项目闭环管理	基于电子病历系统抓取新技术新项目原始数据，追踪并发症	18	28	20	66	11	√
		7. 重大手术审批及时、高效管理	基于系统抓取重大手术数据，便于并发症监控和规范审批	21	22	20	63	12	√
		8. 全院应急演练计划落实实时监控，确保按计划落实	（1）基于HVA分析，系统自动生成风险报告	25	25	21	71	5	√
			（2）结构化演练计划生成和实时监控计划落实	22	20	23	65	12	√

评价基准：

1. 重要3分；次要2分；微小1分。

2. 取总分超过半数（59分）且单项得分≥20分者为攻坚点。

单项：$11 \times 3 \times 60\% = 20$分，总分：$11 \times 3 \times 3 \times 60\% = 59$分

3. "√"代表选定的攻坚点。

4. 合计圈员11人参与评分。

八、最适对策探究

为探究四大对策是否具有可操作性，圈员们进行了最适对策探究，对四大对策分别通过障碍判定和副作用判定，并商讨消除阻碍及副作用的解决方法（见表5），结果显示四大对策均具有可操作性，可进入实施阶段。

表5　最佳对策确定

课题	备选对策	障碍判定	副作用判定	消除障碍	判定	对策群组
构建数智化医院质量安全管理平台	信息科使用C# .net core进行管理框架搭建	医院质量管理元素架构的甄选	影响进度	组建医院质量管理平台软件开发小组，质管科负责确定功能后由信息科加派人手推进框架搭建	√	I
	基于自定义Template模板组件的可视化数据监测驾驶舱	医院BI系统驾驶舱未全部展示医疗质量数据	影响质量可视化管理	通过数据整合，挑选每日、每月需要监控的数据，形成可视化界面	√	I
	采用自定义报表技术，支持自定义脚本，可二次开发满足指标变化需求	每年质量指标有增减或者相关取值口径有变化	影响数据可靠性	由软件工程师设置自定义功能，可由质管科人员制定自定义指标或增减指标以适应变化	√	I
	构建无纸化检查反馈管理体系	各个专科或者非临床科室台账管理体系异同	影响无纸化体系全覆盖进度	质管科安排专人与使用科室对接，了解不同需求，定制通用版和专科版，满足不同使用群体的需求	√	I
	现场督查语音录入系统构建	不同管理员对现场督查评价反馈的认识和执行力度不同	影响反馈的实时性	质管科督查人员先培训语音使用方法，然后每科由科室质量管理秘书先培训后进行全科推广	√	I
	多终端（Pad端、移动端）上传体系构建	不同终端打开质量管理平台界面适应性问题	影响实际操作	质管科组织信息科和工程师对各种常见终端界面进行调试	√	I
	核心质量指标、国家质量安全目标系统抓取、实时督查	指标提取困难	耗时长	质管科确立质量安全指标分类框架，按文件整理相关指标定义，改造业务流程，由工程师根据要求提取，全力保障数据质量	√	II

续表

课题	备选对策	障碍判定	副作用判定	消除障碍	判定	对策群组
构建数智化医院质量安全管理平台	自动提取专科重点指标数据，明确提取口径、统一归口呈现	指标提取人员不了解指标定义和提取口径，部分指标无法提取	可能存在提取字段不全而影响数据质量	成立数据质量管理小组，小组讨论明确指标定义和提取口径，改造业务流程，由工程师根据要求提取，全力保障数据质量	√	Ⅱ
	单点登录，统一归口呈现	整合数据平台	影响实际使用	在钉钉、内网系统建立单点端，明确数据迁移方案	√	Ⅱ
	指标可自动导入科室质量与安全分析报告，临床便捷查看分析	梳理指标定义，各个专科或者非临床科室指标管理体系异同	影响实际操作	工程师将系统数据库内不同指标根据临床需求分配权限	√	Ⅲ
	根据模板形成结构化的质量指标分析报告并基于分析结果持续改进	模板设定、规则设定和执行操作工作量大	进度慢	工程师根据管理主体要求定制相应的质量指标分析报告。院、科两级基于重点指标现状，制定改进措施，及时改进重点指标	√	Ⅲ
	基于电子病历系统抓取新技术新项目原始数据，追踪并发症	信息技术和取值口径、权限设定	进度慢	由工程师和临床医生商讨，针对不同的新技术新项目固定需要追踪的原始数据	√	Ⅳ
	基于系统抓取重大手术数据，便于并发症监控和规范审批	各个重大手术审批流程关键环节梳理及与信息节点链接	影响实际操作	和医务科合作梳理审批环节信息化关键节点，进行信息化管控	√	Ⅳ
	基于HVA分析，系统自动生成风险报告	HVA评分系统计算统计方式及演练主题推送	进度慢	软件工程师设置评分二维码，不同终端可进行评价	√	Ⅳ
	结构化演练计划生成和实时监控计划落实	结构化演练预案、过程、效果评价模板及编号规则确定	影响进度	质量管理平台软件开发小组成员根据实际应急情况设置实用应急演练相关模板，根据历年更新设置编号	√	Ⅳ

九、对策实施

（一）对策一：数智化医院质量与安全管理平台架构研发

1.计划：搭建数智化医院质量与安全管理平台架构

2.实施

实施时间：2023年4月5日—7月31日

实施地点：信息科

实施步骤：

（1）信息科使用C# .NET Core进行管理框架十个功能模块的架构，基于自定义Template模板组件的可视化的数据监测驾驶舱，采用自定义报表技术，支持自定义脚本，可二次开发满足指标变化需求（如图3所示）。

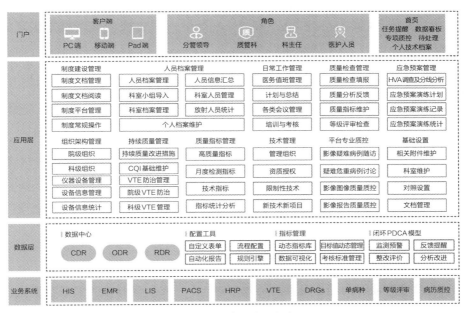

图3　质量管理系统框架

（2）构建无纸化检查反馈管理体系。

① 院、科二级质量安全管理组织架构清晰可视：根据不同委员会、不同

科室质量安全管理小组人员分工的不同维护页面，可维护并导出成员信息、支持历史数据回溯、根据成员维护列表生成科室管理组织架构，支持下载架构图信息，也支持直接在架构图上维护和编辑等。科室质量管理分工一键可查。

② 委员会运行实现闭环管理：包含会议议程、上期遗留问题解决情况、会议记录、主持人小结及重点问题等，委员会会议细节一键可查。

③ 科室台账资料管理实现无纸化：a. 培训与考核：包含业务学习、质量与安全培训、职业道德培训、GCP培训、仪器设备培训、其他指令性学习（垃圾分类、授权考核等）。b. 会议记录：结构化管理、内容实现自动导入，支持PC端、移动端、iPad端填写会议记录。c. 工作计划、总结：结构化录入、个性化增加后系统自动生成，支持以甘特图形式展现计划，支持自动生成后修改。d. 设备建档表、设备档案信息管理、设备数量统计及清单。

④ 支持各种检查标准的一键导入：等级评审标准、省市质控检查标准等。

⑤ 支持多种方式开展质量评价：等级评审检查模式按评分规则，自动获取条目评价结果；扣分检查模式则输入扣分分值，自动计算得分；符合率检查模式可选择全部符合、部分符合、不符合、不适用，自动计算符合率。

（3）现场督查语音录入系统构建：支持现场督查反馈语音录入后形成反馈文字记录。

（4）多终端上传体系构建：支持多终端（PC端、移动端、Pad端）输入评价结果。

3. 效果确认

（1）全院质量与安全督查人员效率对比（完成全院41个科室质量安全自查督查）（见表6）。

表6　医院质量与安全督查人员效率对比

项目内容	质控人数	完成时间	共计耗时	效率	效率提升百分比
改进前（2022年12月）	6	2.5天×7小时	105分钟	2.56小时/科	86.72%
改进后（2023年12月）	2	1.0天×7小时	14分钟	0.34小时/科	

（2）专科质量督查总结和反馈效率对比：质量检查反馈报告形成的流程形式原先为现场纸质记录，回办公室汇总整理形成检查总结，再完成钉钉反馈单填写，发送科主任，现调整为Pad现场督查，检查时标准在线打开，直接语音录入系统生成检查记录，问题一键反馈至科室，每个专科质量检查反馈完成平均时间由改进前的5.5小时/科缩短为2.9小时/科。

（3）检查发现问题及解决情况由系统自动统计，更易形成闭环高效管理。

4. 标准化

通过数智化质量与安全管理平台搭建，医院质量管理督查评价效率大大提升，同时实现质量管理过程实时留痕，数智化质量管理流程得到推广应用。

（二）对策二：指标采集分析集成化平台建设

1. 计划：构建指标分析集成化平台

2. 实施

实施时间：2023年6月1日—8月31日

实施地点：质管科、数据中心

实施步骤：

（1）核心质量指标、国家质量安全目标系统抓取、实时督查。质管科确立质量安全指标分类框架，按文件整理相关指标定义，改造业务流程，由工程师根据要求提取。

（2）自动提取专科重点指标数据，明确提取口径、统一归口呈现。成立数据质量管理小组，小组讨论明确指标定义和提取口径，改造业务流程，由工程师根据要求提取，全力保障数据质量。

（3）单点登录，统一归口呈现。单点登录后，院、科两级指标可视化管理和统一口径调取。

3.效果确认

（1）指标调取时间缩短：改进前存在不同系统，每个系统打开查看耗时平均1分钟/平台，多平台同时打开查看耗时3分钟/平台，临床指标一般涉及7个入口（运营平台、DRG平台、门诊平台、医务科平台、质管数据平台、不良事件平台、HIS），共计耗时21分钟，改进后在质量管理系统中集成科室月度监测指标，指标调取时间由7分钟缩短为30秒。

（2）临床指标分析平均耗时由改进前50分钟左右缩短至改进后20分钟左右（可根据系统自动分析图表，实现快速分析和整改方案编辑）。

（3）单点登录，整合平台，形成统一口径的指标数据集（见表7）。

表7 改进前后提取指标情况

项目内容	改进前（2022年）	改进后（2023年）
信息化提取指标数（个）	412	877
信息化提取指标占比（%）	44.4（412/927）	94.6（877/927）

4.标准化

通过业务流程改造，统一了指标提取口径。数据中心的介入使得信息化提取指标数增加，各科室数据、指标调取更全面、更便捷，同时可视化界面更直观，减少了科室进行质量数据分析前数据获取的时间，促进了院、科两级改进效率的提升。

（三）对策三：基于数智化平台实现质量指标多维度分析

1.计划：数智化平台支持多维度的质量指标分析

2.实施

实施时间：2023年6月10日—12月31日

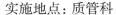

实施地点：质管科

实施步骤：

（1）质量指标可自动导入科室质量与安全分析报告，建立全院核心质量指标、国考指标、专科质量指标等多维度、可比较质量的指标数据库。各质量指标管理可分时段、分病区分析。

（2）根据模板形成结构化质量指标分析报告。

（3）院、科两级基于重点指标现状［如RW（权重）、CMI（病例组合指数）和手术占比等）］，制定改进措施，及时改进重点指标。

3.效果确认

（1）信息化管控，自动抓取指标形成全样本督查，便于实时查看改进。

（2）重点指标改进情况如表8所示。

表8　重点指标改进情况

项目内容	改进前（2022年）	改进后（2023年）
出院患者手术占比（%）	36.49（28279/77492）	37.59（30369/80787）
四级手术例数（例）	6389	7001
微创手术占比（%）	26.64（7533/28279）	27.18（8254/30369）
非计划再手术率（%）	0.21（63/29496）	0.16（47/29977）
危急值确认及时率（%）	90.96（19680/21636）	100.00（23796/23796）
术前TNM（肿瘤临床分期）评估率（%）	87.50（970/1108）	91.63（953/1040）
术后TNM评估率（%）	82.22（911/1108）	88.27（918/1040）

4.标准化

指标库建立，核心指标可视化实时监测，为医院质量指标持续改进提供实时数据支撑。

（四）对策四：构建部分重点工作闭环管理数智化平台

1.计划：基于系统抓取新技术、新项目和重大手术数据，便于并发症监控和审批规范；基于HVA分析，系统自动生成风险报告，指导演练计划生成和实时监控计划落实。

2.实施

实施时间：2023年8月1日—9月30日

实施地点：质管科

实施步骤：

（1）基于电子病历系统抓取新技术、新项目原始数据，追踪并发症：支持自动抓取新技术、新项目病历信息，患者基本信息自动导入，并发症信息自动导入，同时支持未抓取信息的自主编辑、支持上传相关附件。可统计完成例数、并发症例数、并发症发生率等。

（2）基于系统抓取重大手术数据，便于并发症监控和规范审批：①资质授权同步第三方系统数据，医生个人的操作或手术授权一键可查。支持三级管理权限查看：职能科室查看全院资质授权、科主任查看本科室资质授权、医生查看个人资质授权。②重大手术（包括限制性技术）信息同步至HIS。重大手术同步HIS数据，汇总手术基本情况，支持定制重大手术审核流程。

（3）基于HVA分析，系统自动生成风险报告：①实现线上HVA分析，自动生成HVA调查结果表。②在线分配应急演练执行科室，形成结构化演练计划。③实现演练签到、演练过程记录、演练效果评价、提醒通知等功能，④实时监控全院应急演练落实情况。

3.效果确认

（1）实现新技术、新项目闭环管理，包括申报、审批立项、实施进展和评价、转常规。

（2）实现重大手术审批闭环管理，医生权限同步更新查看。

（3）应急演练全流程管理，形成统一编号，演练改进及演练计划完成情况清晰可查。

4.标准化

组织全院部分重点工作质量管理平台使用专项培训，对重点工作做好环节管控，以最快速度达到改善薄弱环节的目的。可继续拓展重点工作闭环管理的项目。

十、效果确认与标准化

（一）有形成果

1.指标改善情况见表9—表10。

表9　关键指标改善情况

质量指标	目标值	改善前 （2022年12月）	改善后 （2023年12月）	成效
全院科室质量与安全自查管理督查	效率提升 ≥80%	2.56小时／科	0.34小时／科	效率提升 86.72%
每次专科质量督查、总结及反馈完成时间	节省2.5小时	5.5小时	2.9小时	节省2.6小时
搭建单点登录质量安全数据平台	有	无	有	从无到有
科室指标管理单口径查询	集成1个口径	7个	1个	从无到有
实现部分重点工作（HVA等）闭环管理	有	无	有	从无到有

表10　其他指标改善情况

质量指标	目标值	改善前 （2022年）	改善后 （2023年）	目标达成率（%）
出院患者手术占比（%）	≥37.5	36.49 （28279/77492）	37.59 （30369/80787）	109
四级手术例数（例）	≥7000	6389	7001	100
微创手术占比（%）	≥27	26.64 （7533/28279）	27.18 （8254/30369）	150

续表

质量指标	目标值	改善前（2022 年）	改善后（2023 年）	目标达成率（%）
非计划再手术发生率（%）	≤ 0.18	0.21	0.16	167
危急值确认及时率（%）	100	90.96（19680/21636）	100.00（23796/23796）	100
术前 TNM 评估率（%）	≥ 90	87.55（970/1108）	91.63（953/1040）	167
术后 TNM 评估率（%）	≥ 85	82.22（911/1108）	88.27（918/1040）	218

注：目标达成率＝（改进后－改进前）/（目标值－改进前）×100%。

2. 构建数智化医院质量与安全管理平台。

（1）实现医院质量无纸化管理。

（2）医疗质量管理和改进管理实现可视化、数字化。

（3）提高了重点管理项目的实时监控率和闭环管理率。

（二）无形成果

改善前后圈成员自我评价得分见表11。

表11　无形成果

评分项目总分		活动前		活动后		活动成长
		平均	总分	平均	总分	
A	品管手法运用	32.00	2.91	45.00	4.09	1.18
B	解决问题能力	31.00	2.82	50.00	4.55	1.73
C	凝聚力	29.00	2.64	50.00	4.55	1.91
D	愉悦感	30.00	2.73	43.00	3.91	1.18
E	沟通配合	38.00	3.45	48.00	4.36	0.91
F	责任感	35.00	3.18	45.00	4.09	0.91
G	积极性	30.00	2.73	41.00	3.73	1.00
H	和谐程度	34.00	3.09	43.00	3.91	0.82

注：1. 全体圈员11人就项目做自我评价。

　　2. 每人每项最高5分，最低1分。

（三）附加效益

（1）提升了质量管理效率和能力，提高了质量管理的精细化程度，全方位赋能公立医院高质量发展。

（2）自主开发数智化医院质量管理系统，节省了约40万元的软件经费。

（3）节省了人力资源管理费用。

（4）获得三项软件著作权专利，分别是数智化医院质量管理系统V1.0 2023SR0896551、医院技术管理系统V1.0 2023SR0894483、基于HVA的医院应急管理系统V1.0 2023SR0894823。

（5）本次数智化医院质量与安全管理平台的研发获得同行的充分认可且已推广至省外，江苏省有2家医院已应用该系统，浙江省有3家医院拟采用该研发系统。

（四）效果追踪

小组确认目标达成后，对2024年2月基于数智化医院质量与安全管理平台运行使用及相关核心指标改善情况进行追踪统计，统计结果见表12。

表12　效果追踪

时间	2024 年 1 月
全院科室质量与安全自查管理督查耗时（小时）	14.8（0.36 小时 / 科，2 人 ×1.1 天 × 7 小时 / 天）
每次专科质量督查、总结及反馈完成时间（小时）	2.87
危急值确认及时率（%）	100（1886/1886）
出院患者手术占比（%）	37.66（2654/7047）
四级手术例数（例）	643
微创手术占比（%）	31.46（835/2654）
非计划再手术发生率（%）	0.08（2/2654）
术前 TNM 评估率（%）	93.94（62/66）
术后 TNM 评估率（%）	89.39（59/66）

（五）标准化

形成数智化质控检查反馈流程和HVA分析及演练管理流程（如图4—图5所示）。

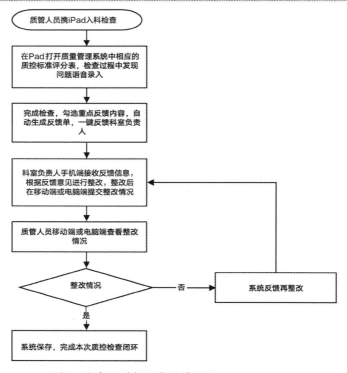

类别： ■流程改善 ■提升质量 □建立路径	名称：数智化质控检查反馈流程	编号：JXEY-ZGK-QCC-001-2023 主办部门： 质管科

一、目的： 提高各类质量检查效率及闭环效率

二、适用范围： 嘉兴二院及医联体单位

质管人员携iPad入科检查

在Pad打开质量管理系统中相应的质控标准评分表，检查过程中发现问题语音录入

完成检查，勾选重点反馈内容，自动生成反馈单，一键反馈科室负责人

科室负责人手机端接收反馈信息，根据反馈意见进行整改，整改后在移动端或电脑端提交整改情况

质管人员移动端或电脑端查看整改情况

整改情况 —否→ 系统反馈再整改

是

系统保存，完成本次质控检查闭环

图4 数智化质控检查反馈流程

类别： ■流程改善 ■提升质量 □建立路径	名称：HVA分析及演练管理流程	编号：JXEY-ZGK-QCC-005-2023
		主办部门： 质管科

一、目的：提高全院应急管理能力及闭环效率

二、适用范围：嘉兴二院及医联体单位

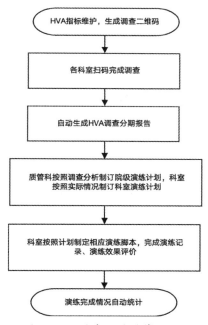

图 5 HVA分析及演练管理流程

十一、检讨与改进

检讨与改进具体内容见表13。

表13　检讨与改进

活动项目	优点	缺点	今后努力方向
主题选定	数智化医院质量管理工作是提升医疗质量管理效率的有效途径	圈员对主题的可行性理解不一	加强对品管圈改进手法的学习
活动计划拟订	分阶段按计划执行，圈员职责与分工均较明确，面对突发的因素能群策群力克服，保障项目推进	信息化推进受到不可控因素的影响比较多	圈员应该提前预测可能碰到的不可控因素，提前想到排除障碍的方式方法
课题明确化	通过学习相关文件以及查新和文献支持，确定课题的方向	拟定攻坚点时，参考文献资料不足	加强各类资料收集与分析，使调查数据更具有客观性、科学性
目标设定	积极查阅文献；合理设置目标	数智化医院质量安全管理平台涉及内容多，目标分散	目标的设置应该更细化更全面
对策拟定	善用品管手法分析；头脑风暴现场气氛活跃，参与性强	提出对策的依据需要进一步加强	深入分析对策，需要从不同角度进行多次分析
最适对策探究	深入分析对策，对每项对策的阻碍和消极影响深入剖析	资金受限，云在公司人员配备不足，需求完成周期长	分工更为合理，提升圈员自身专业知识技术水平
对策的实施及检讨	对策分阶段实施，能比较效果	对策实施过程较长，信息化推进慢	在实施计划对策时，把控实施时间、顺序及效果
效果确认	改善前后数据的收集、实施对策有效	改进时间有限，未体现信息化监管后长期效果	确认有效性，预计将此对策推广到其他医院
标准化	有标准作业指导书，方便工作人员学习掌握	信息化推进不断优化，制度的标准化还需要不断修订与完善	积极查阅相关文献资料，使标准化文件更为科学、客观
检讨与改进	圈员守时、发言积极、沟通愉快、配合良好	圈会形式不够多样化	形式多样化，鼓励圈员发表意见和想法；合理安排会议时间
遗留问题	平台内持续质量改进模块已实现 PDCA、问题解决型 QCC、FMEA 等品管工具的信息化应用，后期还将实现课题达成型品管圈等工具的开发上线，便于临床科室按需推进质量改进项目的开展，严格按步骤推进项目实施，保证全院项目进程的可视化，以及项目完成的全面性、完整性		

📖 参考文献

[1] 国家卫生和计划生育委员会令（第10号）.医疗质量管理办法[Z].2016-11-01.

[2] 孙欣燕,薛缪群,王勤,等.医院质量管理信息化平台的构建与应用[J].江苏卫生事业管理,2020,31(6):784-787.

[3] 宇应涛,屠海波,张永生,等.依托医院信息系统 构建医疗质量管理平台[J].中国卫生质量管理,2009,16(6):50-52.

[4] 熊剑,张立群.基于质量管理的医院药品物流智能一体化平台的应用效果[J].中国数字医学,2020,15(8):88-90.

[5] 过栋,卞芸,周少丹,等.基于全面质量管理的医院合理用药平台构建研究[J].江苏卫生事业管理,2019,30(7):876-879.

本案例由嘉兴市第二医院提供

主要团队成员：朱胜春　陈刚　王宋超　梅秀芳　莫骄洋　高盛盛

胡春兰　金琳月　奚华芳　侯秋英　张宏　徐欣

📖 专家点评

背景与实践意义：该案例致力于构建数智化医院质量安全管理平台，以应对传统医疗质量管理中存在的挑战，如数据采集整合困难、分析应用难度大、信息沟通不及时等。该项目的实践意义在于，它不仅提升了医院质量安全管理的效率和水平，还通过实时、高效、可视化的闭环管理，增强了医疗服务的安全性和可靠性。通过数智化转型，医院能够实现质量安全数据的快速采集、分析和反馈，从而为医护人员提供更便捷的服务，为患者带来更优质的医疗体验。

　　品管工具与创新点：本案例运用课题达成型品管圈手法，结合加权评分法和查新等工具，确保了课题选择的科学性和创新性。此外，案例通过实时监控和闭环管理，提高了质量管理的效率和响应速度。无纸化和集成化管理的推行，不仅优化了工作流程，还增强了数据的准确性和可追溯性。多维度数据分析的引入，为医院提供了更全面的质量视图。

　　改进意见：（1）项目所给出的目标设定最好能有相关依据，如检查效率提升为何是80%以上。（2）重点工作中目前只呈现与新技术、手术、应急演练相关的质量管理，建议后续进一步拓展。

点评专家：鲍丽娜　　王跃胜

HIV感染者口咽念珠菌病
风险管理方案的构建与应用

I导读
Introduction

　　在医疗机构运用课题达成型品管圈时，有几个值得关注的问题。一是要确保圈员的代表性，涵盖不同专业背景、不同层级的医护人员，这样才能从多个专业、不同角度对问题进行思考和分析，避免片面性；二是在目标设定时，既要有一定的挑战性，又要充分考虑医院实际的可行性和现有的资源条件；三是注重数据管理，在整个过程中，无论是课题明确化、目标设定、方案执行还是效果评估，都应以准确可靠的数据为支撑，避免仅凭主观经验判断；四是保持良好的沟通机制，在圈员之间、圈员与其他科室或部门之间建立畅通的沟通渠道，实现多部门协作，任何沟通不畅都可能导致方案执行受阻，影响最终目标的实现。

一、团队概况

手爱圈组圈于2022年，由圈长1名、辅导员1名、圈员8名组成，是由医院感染科（艾滋病亚专科）、口腔科、血液病科、膳食营养科等多部门组成的团队。手爱圈谐音"守艾圈"，秉承着信心、爱心和责任心，携艾同行。圈成员致力于通过多学科团队协作，实行HIV/AIDS（人类免疫缺陷病毒/获得性免疫缺陷综合征，后者又称艾滋病）患者临床诊疗、护理质量管理及品质持续改进。

二、选题背景

联合国艾滋病规划署（The Joint United Nations Programme on HIV/AIDS，UNAIDS）报告显示：截至2021年底，全球现存活HIV/AIDS患者3840万例，当年新发HIV感染者150万例。截至2022年底，中国疾病预防控制中心报告现存活的HIV/AIDS感染者122.3万例，累计报告死亡41.8万例。2022年新报告HIV/AIDS感染者10.78万例，死亡3.0万例。形势依然严峻，临床治疗和护理存在极大的挑战性。联合国艾滋病规划署《2021—2026全球艾滋病战略》中提到充分利用资源促进HIV感染健康诊治；国家卫健委在第36个世界艾滋病日提出"毫不松懈抓好艾滋病防治工作，更好保障人民群众健康福祉"，针对HIV感染，建立多学科诊疗机制，加大综合干预。

口咽念珠菌病（Oropharyngeal Candidiasis，OPC）是由念珠菌属感染引起的急性、亚急性或慢性口腔黏膜疾病，是HIV感染者中最常见的机会性感染之一，其发病率为28%~42%，进入艾滋病期，发病率显著增加，高达

80%~90%。HIV 感染者免疫功能受损，容易导致口腔微生物失调，使念珠菌定植增多，病情进展可引起消化道念珠菌病或播散性念珠菌病，一旦侵袭全身，病死率可达 40%~60%，严重影响患者身心健康和增加家庭经济负担。《中国艾滋病诊疗指南（2024 版）》强调 HIV 感染全程管理的重要性以及在多学科协作的模式下提供全程综合诊治和服务关怀。《HIV 感染者口咽念珠菌病管理专家共识》强调医护人员需重视 HIV 感染者的 OPC 风险评估。

OPC 风险评估是临床医护人员对可能感染口咽念珠菌的风险因素进行评估和识别，进而筛选出需要积极干预的高危因素的过程。OPC 的风险管理方案包含集风险评估、干预措施、个体化随访于一体的全流程医疗诊治和护理。目前国外研究的口腔相关的量表都集中表达口腔局部组织黏膜的变化、口腔器官功能和患者的主观感受，缺乏和疾病相关的风险因素评估和客观指标评价。欧洲学者研制的血液病患者口腔黏膜炎风险评估量表缺乏艾滋病疾病特异性和免疫指标的评价和管理，不适用于 HIV 感染者。目前，国内外尚无 HIV 相关的 OPC 风险评估及管理方面的研究。

圈成员以循证、指南、专家共识作为访谈理论框架，采用半结构式访谈，对本科室的医护进行 HIV 感染者口咽念珠菌病知信行调查。

持续访谈直至无法获得新的有用信息。访谈结果显示，需要在循证的基础上编制 HIV 感染者 OPC 风险评估量表，制定 OPC 风险管理方案，优化临床管理制度及流程。

三、主题选定

围绕医院艾滋病亚专科近几年存在的临床薄弱问题及热点项目，圈成员开展了头脑风暴，提出了五个备选项目，针对上级政策、可行性、迫切性、圈能力四项采用共识标准法选取最高分，确定了本次的活动项目：HIV 感染者口咽念珠菌病风险管理方案的构建与应用。通过 QC-STORY 适用判定，判定结果为课题达成型品管圈。

根据浙江省医防融合的相关评价指标——疾病发病率、健康知识知晓率、医疗费用支出和患者满意度等，圈员们制定本项目的评价指标为HIV感染者OPC风险评估率、HIV感染者OPC发生率、患者口咽念珠菌知识知晓率。计算方法为：

（1）HIV感染者OPC风险评估率＝HIV感染者OPC风险评估人数/HIV感染者住院总人数×100%。

（2）HIV感染者OPC发生率＝HIV感染者OPC发生人数/HIV感染者OPC风险评估人数×100%。

（3）患者口咽念珠菌知识知晓率＝掌握相关知识的HIV感染者/被调查的HIV感染者住院人数×100%。

圈成员开展头脑风暴，以多学科团队协作为基础，从制度、方法、人员、信息等方面构建一个患者层面（评估标准化、干预规范化、随访个体化）和科室层面（质控精准化、管理常态化）的管理模式，并就该项目委托查新机构进行查新，结果未见相同报道，确定了项目的创新性。

四、计划拟订

圈成员拟订了2023年活动计划甘特图（如图1所示）。

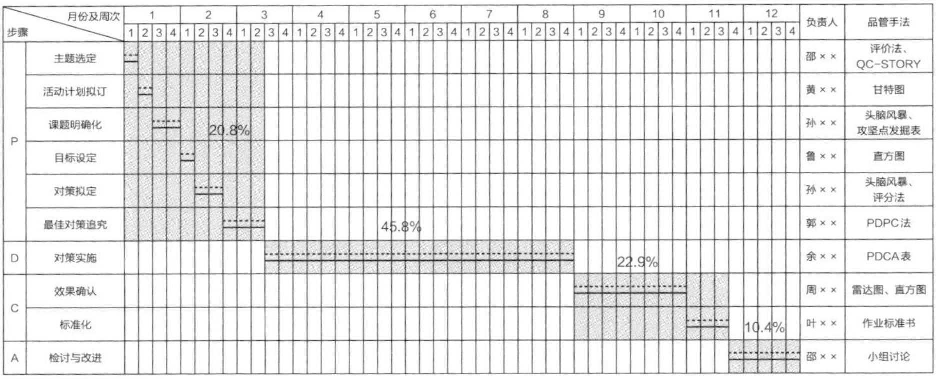

图1　甘特图

五、课题明确化

圈员们在循证的基础上制作HIV相关口腔黏膜损害护理查检表进行临床基线调查，回顾性地调查2022年下半年100位住院患者，发现共有29位患者存在口腔黏膜损害问题，其中21例口腔黏膜白斑（念珠菌感染），2例口腔溃疡，6例舌苔白厚，2例牙龈肿胀，OPC占21%。同时从人员、制度、材料、信息、方法五个方面调查科室和患者层面的临床现况（见表1-表2）。

表1　科室层面临床现况调查

主题	把握项目	调查时间	调查对象及目的	方法	调查人	调查结果
HIV感染者口咽念珠菌病风险管理方案的构建与应用	人员	2022年1月10—30日	医护比及床位比	现场调查	鲁××	医护比1：3 床位比1：0.4
			专业口腔管理人员配备	现场调查	鲁××	无专业口腔管理人员
			人员组成	现场调查	鲁××	无固定的多学科管理团队
	制度	2022年1月10—30日	口腔管理	现场访谈	鲁××	缺乏统一口腔管理制度
	材料	2022年1月10—30日	便携设备	现场访谈	黄×	未人人具备口腔检查电筒
			信息设备	现场访谈	黄×	无植入式风险量表评估设备
	信息	2022年1月10—30日	HIV感染者口腔管理相关知识水平	调查统计	黄×	医护人员对口腔风险管理知识掌握度≤85%
			HIV感染者口腔健康教育相关资料	现场调查	黄×	护士口头宣教，无相关健康教育视频及信息化途径
	方法	2022年1月10—30日	评估工具	调查统计	孙××	未用权威工具，仅凭工作经验
			评估人员	现场调查	孙××	责任护士
			评估内容	调查统计	孙××	缺乏HIV感染者口咽念珠菌病风险评估量表

表2 患者层面临床现况调查

主题	把握项目	调查时间	调查对象及目的	方法	调查人	调查结果
HIV感染者口咽念珠菌病风险管理方案的构建与应用	人员	2022年1月10—30日	管床护士	查阅排班	鲁××	按照排班由病区护士轮班护理
			陪护	现场调查	鲁××	限陪护1人
	制度	2022年1月10—30日	患者口腔自我护理标准	现场访谈	鲁××	口腔自我护理标准缺失
	材料	2022年1月10—30日	便携设备	现场访谈	鲁××	未人人具备口腔检查电筒
	信息	2022年1月10—30日	抗病毒药物服用依从性	调查统计	孙××	患者抗病毒药物服用依从性<90%
			OPC风险评估知识	调查统计	孙××	OPC风险评估知识知晓率<80%
			口腔黏膜自我护理知识	调查统计	孙××	口腔黏膜自我护理知识知晓率<60%
	方法	2022年1月10—30日	网络信息交流平台	现场调查	黄×	缺乏HIV感染者病情交流平台
			日常生活口腔评估护理方法	现场调查	黄×	口腔评估护理方法不全面

通过现况把握,我们在科室和患者两个层面从设定的期望水平、望差值挖掘攻坚点,圈员们根据评价基准进行打分:强为5分,中为3分,弱为1分。圈人数为10人,总分150分,根据80/20法则,120分以上判定为攻坚点(见表3—表4)。对攻坚点进行提取与合并,形成了以下3项攻坚点:建立多学科管理团队,加强会诊;引入专科化评估工具和评估方法;加强HIV感染者OPC培训及管理。

表3　科室层面攻坚点判定

主题	掌握项目	现状水平	期望水平	望差值	攻坚点（候选）	评价项目				判定
						可行性	圈能力	患者期望	总分	
HIV感染者口咽念珠菌病风险管理方案的构建与应用	人员	无口腔健康监测专科管理人员	指定口腔专科管理人员		培养及指定口腔专科管理人员	40	36	36	112	×
		无固定多学科管理团队	成立含护理专家在内的多学科团队		成立含护理专家在内的多学科团队	46	40	36	122	√
	制度	缺乏口腔管理制度	管理规范化		建立HIV感染者OPC管理制度	44	40	36	120	√
		未形成每月质控反馈	管理常态化		纳入质控范畴	36	44	40	120	√
	材料	无OPC风险评估工具	编制风险评估量表		引入专科化评估方法	36	36	48	120	√
		无OPC相关培训资料	制作培训资料		循证的基础上制作培训资料	36	44	40	120	√
	信息	医护人员对口腔风险管理知识掌握度≤85%	提高至100%	提高15%	培训考核	38	44	40	122	√
		OPC相关内容学习缺失	嵌入317护培训系统，增加入科和常规培训		增加理论学习，丰富培训形式	40	40	46	126	√
	方法	无统一的HIV感染者OPC管理方案	干预规范化		制定HIV感染者OPC管理实施办法	36	38	46	120	√

表4 患者层面攻坚点判定

| 主题 | 掌握项目 | 现状水平 | 期望水平 | 望差值 | 攻坚点（候选） | 评价项目 | | | | 判定 |
						可行性	圈能力	患者期望	总分	
HIV感染者口咽念珠菌病风险管理方案的构建与应用	人员	管床护士流动较大	管床护士具有一定的连续性		排班上责任组长固定管理一组患者，确保护理的连贯性	40	44	40	124	√
		年轻患者无陪护，病情较重者限陪1人	提高陪护质量		宣教陪护人员，提高监督作用	46	40	36	122	√
	制度	缺乏口腔管理制度	管理规范化		建立HIV感染者OPC管理制度	44	40	36	120	√
		缺乏患者口腔自我护理标准	管理常态化		参照指南形成口腔自我护理标准	36	44	40	120	√
	材料	口腔黏膜检查无照明设备，仅肉眼观察	能用手电筒检查口腔黏膜		每位患者床边配备手电筒	36	36	36	108	×
	信息	患者对口腔风险管理知识掌握度≤80%	提高至100%	提高20%	培训考核	38	44	40	122	√
		OPC相关内容学习缺失	入院患者人人一份宣教资料		制作纸质版或电子版宣教内容	40	40	46	126	√
	方法	患者不知日常生活中口腔护理方法	患者能掌握基础口腔护理方法		出院时做好相关方面的患教，加强随访	36	38	46	120	√

六、目标设定

参考《浙医一院护理质量与安全目标管理责任书》风险项目管理模块，确定 HIV 感染者 OPC 风险评估率为 > 95%。

参考《艾滋病合并侵袭性真菌病诊治专家共识》：我国艾滋病住院患者中真菌感染率为 17.5%~36.6%。国外有研究指出，抗逆转录病毒治疗后口咽念珠菌病的发生率为 15.3%~42%。临床上尽可能改善免疫缺陷状态，减少真菌感染的危险因素，可有效预防播散性、侵袭性念珠菌病的发生。结合艾滋病科 OPC 实际发生率为 21%，且有 1 例发展成播散性念珠菌病，圈成员讨论后将目标值设为：HIV 感染者 OPC 发生率 < 16%。

参考《关于新时代进一步加强科学技术普及工作的意见》，到 2025 年，实现科普公共服务覆盖率和科研人员科普参与率显著提高的发展目标。圈成员讨论决定将患者口咽念珠菌知识知晓率提高到 90% 以上。

七、对策拟定

圈成员围绕制度、方法、人员、信息等方面提出了具体改善方案，根据可行性、经济性、急迫性、圈能力四个方面打分：强为 5 分，中为 3 分，弱为 1 分。圈人数为 10 人，总分 200 分，根据 80/20 法则，160 分以上判定为有效对策（见表 5），并对纳入的对策进行障碍判定和副作用判定（见表 6），最终整合成三大对策群组：组建 HIV 感染者 OPC 多学科管理团队；编制 HIV 感染者 OPC 风险评估量表；制定 HIV 感染者 OPC 风险管理方案。

表5　对策一次二次展开及判定

主题	攻坚点	对策拟定一次展开	对策拟定二次展开	评价项目					判定	负责人
				可行性	经济性	急迫性	圈能力	总分		
HIV 感染者口咽念珠菌病风险管理方案的构建与应用	建立多学科的管理团队，加强会诊	成立 HIV 感染者口腔管理多学科团队	建立由艾滋病科、血液科、肿瘤科、口腔科组成的协作团队	40	42	44	38	164	√	黄 ×
			固定负责人	34	32	36	46	148	×	黄 ×
		制定团队有效运作的保障措施	加强各科室对 HIV 感染者的医疗、护理会诊	42	40	36	42	160	√	黄 ×
			增设多学科查房	44	42	32	32	150	×	黄 ×
	引入专科化评估工具和评估方法	专家函询，制作 OPC 风险评估量表	查阅文献，专家函询，创建 OPC 风险评估量表	46	42	40	42	170	√	孙 ××
			小样本预试验（30例），完善量表	42	40	36	46	164	√	孙 ××
			大样本临床实施（240例），信效度监测	44	40	40	44	168	√	孙 ××
		统一评估频次	对纳入试验的住院患者 24 小时内进行评估	46	44	40	38	168	√	孙 ××
		依据量表内容建立专科指标	专家咨询，建立专科指标	44	42	40	40	166	√	孙 ××
	加强 HIV 感染者 OPC 培训和管理	规范 HIV 感染者 OPC 风险评估、干预、随访的管理方案	建立 HIV 感染者入院后 OPC 风险评估流程，分级干预，提出随访方案	40	40	46	38	164	√	鲁 ××
		加强宣教，提高患者自我护理能力	根据患者认知，一对一进行宣教	34	40	36	36	146	×	鲁 ××
		充分利用信息管理平台	借助信息化手段对患者进行全程管理	36	36	44	44	160	√	鲁 ××

表6 对策障碍及副作用判定

主题	方案与对策	障碍判定	副作用判定	消除障碍方法	判定	分组
HIV感染者口咽念珠菌病风险管理方案的构建与应用	建立由艾滋病科、血液科、肿瘤科、口腔科、营养科组成的协作团队	涉及人员多，组织困难	想法多，效果差	积极与科室间沟通，尽快完善工作流程	√	I
	加强各科室对HIV感染者的医疗、护理会诊	会诊积极性不一	影响临床工作	加强沟通，简化流程，提高效率，使跨科会诊顺利进行	√	I
	查阅文献，专家函询，编制OPC风险评估量表	工作量大	需要人员多、质量参差不齐	应用电子函询，指定管理人，管理信息记录及反馈	√	II
	小样本预试验，完善量表	预试验质量不统一	应用效果不理想	经培训后固定人员进行临床试验	√	II
	大样本临床实施，信效度检测	工作量大、程序烦琐	无法同质化	由培训小组人员分组搜集临床数据	√	II
	对纳入试验的住院患者在24小时内进行评估	评估方法掌握不佳	护士执行力差	强化评估方法，简化流程	√	II
	专家咨询，建立专科指标	实施困难	精准性有待考量	结合临床，咨询医师，根据实际情况制定指标	√	II
	建立HIV感染者入院后OPC风险评估流程，分级干预，提出随访方案	主观能动性差	监测效果有待考量	改进管理流程及信息平台兼容，使之简化	√	III
	借助信息化手段对患者进行全程管理	信息平台建设和人力付出较大	专岗负责，平台维护难	门诊个案管理人员统筹随访跟踪	√	III

八、最适对策探究

为探究三大对策群组是否具有可操作性，圈员们采用PDPC法、系统图法、箭头图法进行最适对策探究，用头脑风暴法商讨消除阻碍及副作用的解决方法，结果显示，三大对策群组均具有可操作性，并进入实施阶段（如图2—图4所示）。

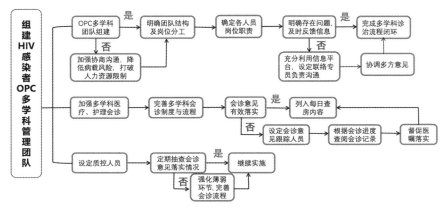

图2　组建HIV感染者OPC多学科管理团队

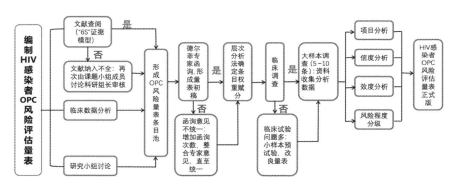

图3　编制HIV感染者OPC风险评估量表

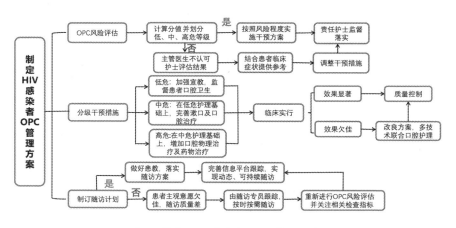

图4　制定HIV感染者OPC管理方案

九、对策实施

（一）组建HIV感染者OPC多学科管理团队

组建包括艾滋病科、血液病科、肿瘤科、口腔科、膳食营养科在内的多学科管理团队，明确责任和会诊流程。①艾滋病科：HIV感染者综合管理，免疫指标评价，做好HIV相关机会性感染的积极治疗和护理。②口腔科：由口腔疾患的HIV感染者先行口腔科会诊，对龋齿、严重牙周疾病、活动性假牙等问题提早干预。③血液病科、肿瘤科：根据病情提出合理的放化疗方案，及早识别、预防和处理口腔黏膜感染问题。④膳食营养科：根据HIV感染者营养筛查评分，阳性者由膳食营养科介入会诊，提供营养增补方案。由艾滋病房科室主任牵线，指定各科室会诊专家负责人，初步建立多学科团队架构。各科室指派一名医生和（或）护士长作为专职负责人，对接会诊，电子病历系统设置为患者共享管理。科室护士长指定护理责任组长为会诊意见跟踪人员，圈长为质控专员。科室主任组建多学科团队钉钉工作群，鼓励护理专家积极会诊，责任组长发现问题并及时反馈处理，质控专员全程监督并分析整改。

该措施明确了多学科协作管理的组织架构，规范落实会诊制度，会诊次数较前明显有所提升，由改善前的22.4%上升至41.2%，住院患者满意度调查针对"诊疗护理服务的可及性"一项评分由92.76分上升至98.61分，效果显著。

（二）编制HIV感染者OPC风险评估量表

1.结构化研究问题

按照PIOST的形式，其中"P"代表HIV感染者口咽念珠菌病患者；"I"代表口咽念珠菌风险评估护理；"O"代表用风险评估量表筛选高危患者；"S"代表艾滋病住院、门诊、社区；"T"代表证据总结、专家共识、RCT（随机对照试验）研究、系统评价。

2. 文献检索与筛选

设定检索词和检索资源库，共搜索到1689篇文献。

英文检索词："acquired immunodeficiency syndrome/AIDS/human immunodeficiency virus/HIV" AND "oropharyngeal candidiasis/OPC/oral candidiasis/OC/oral mucositis/OM/candida albicans" AND "nursing/care/health services/management/administration"。

中文检索词：获得性免疫缺陷综合征；艾滋病；口腔念珠菌；白色念珠菌；口腔黏膜炎；风险管理；护理；健康管理。

英文资源库：UpToDate、BHIVA、Scopus、BMJ Best Practice、Pubmed、Embase、WHO、EBSCO、Elservier、Cochrane Library、Springer。

中文资源库：中国知网、维普、万方数据、临床指南App。

3. 文献筛选与汇总

初检获得文献（n=1689），CNKI（n=1061）、万方（n=33）、VIP（n=9）、Pubmed（n=385）、Embase（n=46）、Scopus（n=54）、Spinger（n=23）、EBSCO（n=74）、Cochrane Library（n=3）、美国传染病学会（n=1），剔除重复后获得文献（n=916），剔除与主题不符、数据不全和结局指标不符的文献，最终纳入11篇文献（见表7）。

表7　文献筛选结果汇总

纳入文献	发布时间（年）	国家地区	文献主题	证据来源	证据类型
WHO	2014	全球	儿童和成人与艾滋病毒相关的皮肤和口腔疾病治疗指南	WHO	指南
英国HIV协会	2019	英国	艾滋病毒感染者机会性感染管理的指南：念珠菌病的临床管理	PubMcd	指南

续表

纳入文献	发布时间（年）	国家地区	文献主题	证据来源	证据类型
美国传染病学会	2016	美国	念珠菌病的临床管理实践指南	美国传染病学会	指南
美国国立卫生研究院艾滋病研究处	2020	美国	预防和治疗成人和青少年感染艾滋病毒的机会性感染指南	美国国立卫生研究院	指南
中华人民共和国国家卫生健康委员会	2022	中国	口腔念珠菌病诊疗指南	国家卫健委	指南
中国中西医结合学会皮肤性病专业委员会	2011	中国	黏膜念珠菌病治疗指南	中国知网	指南
浙江省性病艾滋病防治协会艾滋病临床治疗专业委员会	2023	中国	HIV 感染者口咽念珠病管理专家共识	医脉通	专家共识
中国成人念珠菌病诊断与治疗专家共识组	2020	中国	中国成人念珠菌病诊断与治疗专家共识	医脉通	专家共识
Ping-Tao Tseng 等	2021	中国	不同抗真菌措施对 HIV 合并感染成人口咽或食管念珠菌感染的疗效和可接受性	PubMcd	系统评价
Sham ala 等	2021	马来西亚	抗真菌药物治疗 HIV	PubMcd	系统评价

4. 条目池建立

条目池涵盖一般因素、HIV 相关因素和口腔相关因素三方面。一般因素包括年龄、营养状态、既往病史、OPC 高危药物服用、头颈部肿瘤放疗等；HIV 相关因素包括患者中性粒细胞计数、抗病毒治疗效果，如 HIV 病毒载量，$CD4^+T$ 淋巴细胞计数，CD4/CD8、HIV 相关合并症等；口腔相关因素包括口腔修复史、口腔症状、口腔卫生习惯以及口腔黏膜完整性等。

5. 专家函询

邀请 18 名多学科（艾滋病科、口腔科、肿瘤科、血液科、省市疾控中心）、高年资（平均工作年限18.8年，以副高及以上职称为主的临床医护或管理者）、多地区（来自北京、上海、杭州、广州、温州、湖州等城市）的专家组成函询团队。通过两轮专家函询，整合专家意见，形成含3个一级条目、13个二级条目、24个三级条目的OPC风险评估量表初稿（见表8）。

表8　OPC风险评估量表

一级条目	编号	二级条目	编号	三级条目
一般评估	I–1	年龄	I–1–1	＞60岁
	I–2	患者当前营养状况	I–2–1	BMI＜18.5kg/m^2
	I–3	现病史：血液系统疾病、恶性肿瘤、其他疾病（包括干燥综合征、糖尿病、胃食管反流病等）	I–3–1	有以上描述的现病史
	I–4	OPC高风险药物：广谱抗菌药、抗真菌药、化疗药、免疫抑制剂、类固醇药物等	I–4–1	使用1种高风险药物
			I–4–2	使用2种高风险药物
			I–4–3	使用2种以上高风险药物
	I–5	放疗史	I–5–1	近2周接受除头颈部肿瘤外的放疗
			I–5–2	近2周接受头颈部肿瘤放疗
HIV相关评估	II–1	中性粒细胞计数	II–1–1	中性粒细胞＜1×10^9/L
	II–2	抗病毒治疗（ART）有效性	II–2–1	病毒载量＞10000 copies/mL
			II–2–2	CD4+T淋巴细胞计数＜200个/μL
			II–2–3	CD4/CD8≤0.4
	II–3	合并症：艾滋病相关机会性感染/肿瘤*	II–3–1	有以上描述的合并症
	II–4	近1周有口腔高危性行为（口交或舔肛）：①口腔性行为主动方；②口腔有接触体液；③主动方或被动方的口腔黏膜完整性受损	II–5–1	符合①
			II–5–2	符合①②
			II–5–3	符合①②③
口腔相关评估	III–1	口腔修复/矫正史：包括活动性义齿、牙齿填充、正畸	III–1–1	有口腔修复/矫正史
	III–2	口腔症状：包括口干、食欲下降、味觉异常、烧灼感、吞咽困难	III–2–1	存在1~2种症状
			III–2–2	存在2种以上症状

续表

一级条目	编号	二级条目	编号	三级条目
口腔相关评估	III-3	良好的口腔卫生习惯：①正确刷牙（刷牙次数≥2次/d，刷牙时间≥2 min/次，刷牙方法为改良 Bass 法或垂直刷洗）；②习惯用牙线或漱口水清洁口腔；③定期牙科保健（如洗牙）	III-3-1	刷牙方法不正确
			III-3-2	无使用漱口水或牙线习惯
			III-3-3	未定期牙科保健（如洗牙）
	III-4	口腔黏膜完整性：包括两侧颊黏膜、上颚、咽后壁、口角	III-4-1	单个部位白斑或红斑
			III-4-2	多个部位白斑或红斑，伴或不伴溃疡

注：常见艾滋病相关机会性感染包括肺孢子菌肺炎、结核病、非结核分枝杆菌感染、巨细胞病毒感染、单纯疱疹和水痘－带状疱疹病毒感染、弓形虫脑病、真菌感染（念珠菌感染/新生隐球菌感染/马尔尼菲篮状菌感染）。艾滋病相关肿瘤主要包括非霍奇金淋巴瘤和卡波西肉瘤。

6.层次分析法

形成 OPC 风险评估量表目标层、决策层和方案层的层次结构模型，以最后一轮德尔菲法重要性赋值均数的差值确定 Satty 标度，构建判断矩阵，运用 SPSSAU 分析软件，结合层次分析法，最终确立各指标的权重和组合权重，并赋分。

7.临床试验

患者纳入标准：（1）年龄≥18岁；（2）符合 HIV 感染诊断标准；（3）沟通、理解能力良好。排除标准：意识障碍无法配合评估患者。所有研究对象均签署知情同意书。调查问卷由两部分组成：（1）患者一般资料，包含性别、年龄、婚姻状况、HIV 感染确诊时长等；（2）HIV 感染者继发 OPC 风险评估量表，包含21个条目，每个条目予以赋分，相加得出总分，分值越大，OPC 风险越高。

小样本预试验：选取住院患者30例进行小样本预试验，把参与评估的医生、护士和患者意见汇总整合并斟酌条目，适当修改，加以完善。

大样本临床试验：按照量表条目数的5~10倍及考虑脱落的病例，最终计划实施240例，实际实施231例。

8.量表信效度分析

（1）信度分析：本研究量表的Cronbach's α系数为0.813，3个维度的 Cronbach's α系数为0.801~0.900。评估工具分半信度为0.511，各维度的 分半信度为0.824~0.897；（2）相关分析：本量表各维度得分及总分的相关 性系数为0.574~0.733（$P < 0.05$），各条目得分与各维度得分的相关系数为 0.334~0.843（$P < 0.05$）；（3）探索性因子分析：本量表KMO值为0.808（x^2 = 2088.068，$P < 0.001$）＞0.7，3个公因子累计方差贡献率为66.192%；（4）ROC曲线分析：曲线下面积为0.909，标准误为0.018，95%置信区间为 0.873~0.944，最佳临界值为30.5分，灵敏度为0.962，特异度为0.697，具有 统计学意义（$P < 0.001$）。测算风险程度分级：31~47分为低危，48~62分为 中危，62分以上为高危。

该对策落实后，编制出的HIV感染者OPC风险评估量表具备较好的信效 度检验，体现出循证证据进行临床转化的科学性。本科室医护人员对量表的 满意度普遍较高，由改善前的口腔黏膜评估（无评估工具，仅凭工作经验） 满意度52.1分上升至改善后的OPC风险评估量表满意度93.5分，效果显著。

（三）制定HIV感染者OPC护理管理方案

HIV感染者OPC风险管理方案构建包括：（1）风险评估：采用自创及通 过信效度检验的量表在患者入院后24小时内进行OPC风险评估，按照评估 分值进行分级处理（31~47分为低危、48~62分为中危、62分以上为高危）。 （2）分级干预：按照中华护理学会口腔黏膜炎预防及护理团体标准实施分级 护理措施。（3）随访计划：按照浙江省艾滋病临床诊治专委会制定的专家共 识对HIV感染者OPC随访制订计划（如图5所示）。

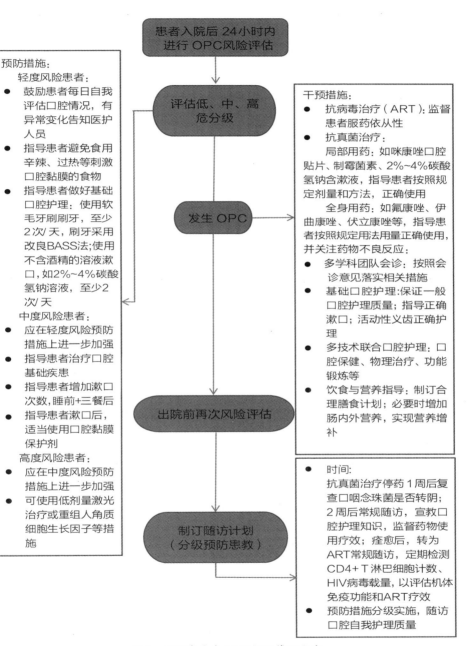

图 5　HIV 感染者OPC护理管理方案

患者入院24小时内实施重点：精确评估HIV感染者OPC风险量级，做好抗病毒治疗服药依从性指导。

患者住院过程中实施重点：一是结合叙事护理的方法，提供患者全程个性化指导和心理护理。进入患者的故事，引导患者叙事，使问题外化，从而捕捉薄弱环节→正向回馈，鼓励患者回忆以往相似经历，找寻解决问题的办法→总结反思。二是加强多学科会诊，设置跟踪人员，落实会诊意见。三是通过多种形式开展知识推送，加强护理监督，落实干预措施。结合视频示教、问卷星考核、公众号推文等提高患者知识知晓率和临床治疗依从性。

患者出院实施重点：一是完善出院前患教，制订个体化随访计划。二是随访专员充分利用智慧平台，监管患者口腔管理质量，主要包括以下内容。

（1）充分利用医院随访电子系统，根据患者出院时间推送随访电子单，按照疾病特征、所用药物、特殊设备等全面了解患者出院后情况以及再就医的需求。

（2）借助公众号、微信群、电话等智慧平台，向患者输送口腔健康推文，解答口腔护理相关知识，提供专业安全建议，了解患者生活需求。

（3）艾滋病门诊个案管理师进一步完善大数据平台，动态持续监测 HIV 感染者风险指标，对机会性感染风险因素进行筛查，为患者提供专业化、标准化、个体化管理。

随着该对策的落实，HIV 感染者 OPC 风险评估率、OPC 发生率以及患者口咽念珠菌知识知晓率都达到目标值。

十、效果确认与标准化

三大对策群组实施后，统计改进后半年的数据发现，HIV 感染者 OPC 风险评估率达到98%，超过了95%的既定目标值，HIV 感染者 OPC 发生率由改善前的21%下降至16%以下，维持在11.9%~14.1%的稳定区间，患者口咽念珠菌知识知晓率由改善前的80%提高到93%，成效显著。成功实现了给予

HIV/AIDS 患者全程综合诊治和服务关怀的目标，对患者口咽念珠菌病风险实施系统的、全方位的监管，提高其口腔卫生依从性和口腔生活质量，便于医生制定相对应的诊疗方案，便于护士实施个体化的分级护理和健康宣教，从而提高工作效率，更好地实施科室疾病目标管理监测。创新实施了患者层面（评估标准化、干预规范化、随访个体化）和科室层面（质控精准化、管理常态化）的慢病症状管理模式。

通过品管圈活动，团队顺利达成目标，并将相关方法流程标准化，形成了 HIV 感染者 OPC 风险评估表、OPC 风险管理方案、OPC 专项质控目标管理方案、碱性漱口液规范化示教视频等。同时也收获了许多附加效益：（1）成功发表《HIV 感染者口咽念珠菌病管理专家共识》；（2）成功申报浙医一院护理学科建设科研项目"基于循证的 HIV/AIDS 合并口腔黏膜损害最佳护理实践方案的构建"；（3）论文《HIV 感染者继发口咽念珠菌病风险评估量表的编制及信效度检验》被《中华护理杂志》录用；（4）论文《HIV 感染者/AIDS 患者口咽念珠菌病管理的最佳证据总结》被《护理管理杂志》录用；（5）该项目获得 2024 年中华护理学会传染病护理学术会议现场交流；（6）该项目获得 2024 年度浙江省医院品管大赛综合组金奖；（7）该项目获得第六届泛长三角医院多维管理工具应用大赛一等奖。

十一、检讨与巩固

总结这次质量改进活动，我们获得了量表的突破，在循证的基础上，编制出具有艾滋病专科特色的 OPC 风险评估量表，可以有效量化风险指标，并有针对性地提供预防措施。在入院、出院、随访过程中提供全程管理，也实现了护理技术整合，多技术联合口腔护理包括口腔保健、物理治疗、药物治疗、功能锻炼等得到有效整合，保证患者预防与治疗的及时性和有效性。最重要的是改进了疾病管理模式，以风险评估量表的形式实行 OPC 风险管控的前瞻性干预模式，可以及早识别、预防和提供优质护理。当然，在改进过程中也存在不足之处，风险评估量表临床应用时限较短，且为单中心研究，样本来源地区和数目较局限，研究结论的科学性、广泛性和可靠性有待进一步验证。

下一步计划，我们希望通过开展多中心横断面调查研究来构建OPC风险预警模型。首先，在HIV感染者OPC风险评估量表的基础上形成OPC影响因素调查表，拟在杭州、北京、上海、广州等国内多家艾滋病诊疗医院联动开展OPC影响因素的多中心大样本研究，运用机器学习算法构建HIV感染者OPC风险预警模型，并检验预测效果。其次，基于OPC风险评估量表的成熟运用，开展数智技术赋能艾滋病健康素养提升方面的研究，包括建立HIV感染者OPC干预最佳决策方案，实施相关护理教育（患者端、医护端），开发HIV感染者认知健康促进软件等。最终目标是助力科研发展，将研究成果向基层医院推广实施，推动艾滋病亚专科护理科研发展，完善HIV感染者全程护理理念和体系构建。

参考文献

[1] WHO.HIV/AIDS[EB/OL]. (2023-04-19)[2024-05-08]. https//www.who.int/news-room/fact-sheets/detail/hiv-aids.

[2] Vila T, Sultan A S, Montelongo-Jauregui D,et al.Oral Candidiasis: A Disease of Opportunity[J]. Journal of Fungi. 2020, 16;6(1):15.

[3] Eilers J,Berger A M,Peterson M C. Development, testing, and application of the oral assessment guide[J]. Oncol Nurs Forum. 1988(15):325-330.

[4] Jaroneski L A.The importance of assessment rating scales for chemotherapy-induced oral mucositis[J]. Oncol Nurs Forum. 2006, 33(6):1085-1093.

[5] Fidan, Arslan S. Development and Validation of the Oral Mucositis Risk Assessment Scale in Hematology Patients[J]. Semin Oncol Nurs. 2021, 37(3):151–159.

[6] 中华医学会热带病与寄生虫学分会艾滋病学组. 艾滋病合并侵袭性真菌病诊治专家共识[J]. 中华传染病杂志,2019,37(10):581–593.

[7] Taverne-Ghadwal L, Kuhns M, Buhl T, et al. Epidemiology and Prevalence of Oral Candidiasis in HIV Patients from Chad in the Post-HAART Era[J]. Front Microbiol. 2022, 17(13): 844069.

[8] 张翠萍，李笃武，胡善菊. 层次分析法在护理人员绩效评价指标体系构建中的应用[J]. 护理学杂志，2010，25（13）：14-16.

[9] 中华医学会感染病学分会艾滋病学组,中国疾病预防控制中心. 中国艾滋病诊疗指南（2024版）[J]. 中华临床感染病杂志,2024,17(3):161–190.

[10] 放化疗相关口腔黏膜炎预防及护理（发布稿）: T/CNAS 15-2020[S]. 2021.

本案例由浙江大学医学院附属第一医院提供

主要团队成员：孙丹萍、邵丽芳、黄莺

专家点评

背景与实践意义：本案例围绕构建和应用HIV感染者口咽念珠菌病风险管理方案展开，旨在应对HIV感染者常见的机会性感染问题。口咽念珠菌病感染与HIV/AIDS感染具有高度相关性，通过建立系统的风险评估与管理机制，可以有效预防和控制疾病的发生。

品管工具与创新点：本案例运用课题达成型品管圈手法，其创新点在于构建了针对性的基本风险评估量表，实现了规范和标准化评估并用于实施个体化管理方案。通过早期识别OPC风险因素，有针对性地提供预防措施，前移风险控制关口，提高疾病管理水平。结构化的风险评估量表，使评估系统化、标准化，不仅提高评估的全面性和系统性，也有助于提升评估的一致性，减少主观性和随意性，确保评估结果的准确性、可靠性。

改进意见：（1）建议优化随访机制，建立更加系统化的电子记录和监测系统，以便实时跟踪患者的健康状况和治疗效果；（2）考虑扩大样本范围并开展多中心研究，进一步验证风险评估量表的普适性和有效性；（3）建议进一步完善相关管理制度，明确涉及的部门、岗位及相关人员的权责，风险评估的量表工具，高风险患者的标准预防举措、处理规范、监控和管理流程等。

点评专家：张政　陈水红

基于 QFD 构建辛中
全流程管理模式

导读
Introduction

  QFD 创新型品管圈是一种对于患者（顾客）及相关方的需求，运用 QFD 及集成多维质量工具、创新性地设计服务或产品，打造具有高品质、竞争力的面向患者（顾客）及相关方价值实现的系统化的创新模式。其活动程序是按照主题选定、质量规划与课题明确化、质量设计与对策拟定、质量优化与最佳选择、质量传递与对策实现、效果确认、标准化、总结与今后计划八个步骤依次进行。其核心思想就是将患者（顾客）需求转换成产品或服务的质量要素。

一、团队概况

工匠圈成立于2022年，是由医院神经外科、神经内科、急诊科、公卫处等多部门组成的团队，成员包括医生、护士及行政后勤。工匠指有工艺专长的匠人，现代被称为大师傅，专注于某一领域。工匠圈圈员将以匠人之心，琢时代风华。

二、主题选定

（一）选题背景

1. 提出问题

（1）背景

2022年上半年医院共收治缺血性卒中患者1022例，对病历进行回顾分析发现，存在就诊延误等问题，缺少全程有效的管理。在卒中院前环节，尽管居民常能接受体检服务，但缺少专业的卒中筛查。卒中院后管理也尚不完善，康复治疗和长期管理的需求正在增加，但是目前的康复治疗方法和长期管理存在不足，难以满足患者的需求。

"健康中国2030规划纲要"提出，要加强民众的全生命周期危险因素管理。2021年，国家卫健委制定了《加强卒中防治工作减少百万新发残疾工程综合方案》，提出探索涵盖"筛、防、治、管、康"的全生命周期健康管理体系。2022年，世界卒中日提出主题"识别卒中早一秒，挽救大脑恢复好"。国家卫健委百万减残工程专家委员提出，要通过一系列举措，加强民众的全生命周期危险因素管理，不断实现卒中患者早诊早治，降低致残率。

（2）现况

对医院2022年11月1—15日收治的卒中患者病例回顾分析，在门诊、卒中单元、社区对患者及家属、医护人员调查走访发现以下问题。

①通过对患者及家属访谈发现：a.患者及家属缺乏卒中识别能力，平均送医时间为18小时，远远超过溶栓时间窗；b.门诊预约住院时间较长，影响救治体验；c.住院期间缺少中西医结合康复；d.出院后卒中患者缺少健康监测及用药、饮食营养、康复锻炼等指导，10%的卒中患者院后服用药物不规范，15%的患者复诊不及时。

②通过对医护人员访谈发现：a.卒中上报流程过于烦琐，工作量大；b.送医延误现象多，耽误溶栓治疗；c.医院无专用DSA室，急诊取栓时有时需要等床，耗费时间；d.社区医院无溶栓治疗能力，无法快速实行卒中血管再通治疗，转诊耗费时间。

③通过对5个社区50位60岁以上老年患者访谈发现：a.52%的患者不能辨别卒中表现；b.36%的患者表示平常了解的中风知识不多，缺少卒中识别知识科普；c.68%的患者表示只有常规体检，但未接受过专业的中风筛查，不清楚风险。

对现阶段卒中救治流程讨论分析（见表1），同时，参考学习两家省内外标杆医院的卒中管理流程。

表1 现况流程

流程	现况流程图	存在问题
院前	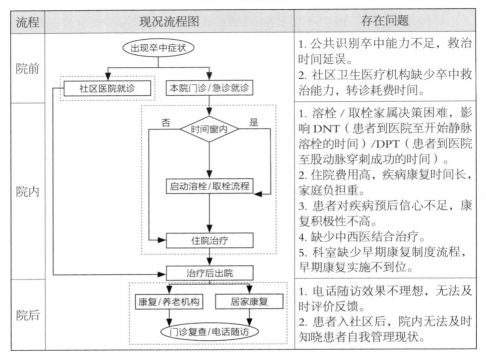	1. 公共识别卒中能力不足，救治时间延误。 2. 社区卫生医疗机构缺少卒中救治能力，转诊耗费时间。
院内		1. 溶栓/取栓家属决策困难，影响 DNT（患者到医院至开始静脉溶栓的时间）/DPT（患者到医院至股动脉穿刺成功的时间）。 2. 住院费用高，疾病康复时间长，家庭负担重。 3. 患者对疾病预后信心不足，康复积极性不高。 4. 缺少中西医结合治疗。 5. 科室缺少早期康复制度流程，早期康复实施不到位。
院后		1. 电话随访效果不理想，无法及时评价反馈。 2. 患者入社区后，院内无法及时知晓患者自我管理现状。

（二）本次活动主题

通过现况调查，结合绍兴市人民医院实际情况与循证，发现在院前、院内以及院后环节均存在问题，主要是由于缺少全流程的管理模式，基于此，圈组确定本课题的主题为"构建卒中患者全流程管理新模式"，并上报医务处、公卫处、护理部，得到相关分管领导的同意。

（三）主题类型判定

为确定品管工具类型，圈员采用以下两个步骤进行判断。

1. 创新型问题或解析型问题判定（见表2），经圈员判定，确定此项目为创新型问题。

表2　创新型或解析型问题判定

创新型问题	关系程度		解析型问题
以前未曾有过经验，欲顺利完成首次面临的工作（新规业务的应对）	64	56	欲解决原来已在实施的工作中问题
欲大幅度打破现状（现况突破）	62	48	欲维持或提升现况水平
挑战魅力质量、魅力水平（魅力质量的创造）	56	46	欲确保当前质量、当前水平
欲提前应对可预见的课题	60	42	欲防止已出现的问题再发生
通过新方案、新对策、新想法的追究与实施可达成目标	48	40	通过探究问题的真因，并消除或解决真因，可获得问题的解决方法
判断结果	合计分数		判断结果
√	290	232	×

注：14位圈员采用关系程度三段评价，关系最强为5分，关系一般为3分，关系最弱为1分；累计得分高的为判定结果。

2.课题研究型或QFD创新型类型判定。圈员根据课题的范围及系统创新实现路径和方法确定此项目为QFD创新型（见表3）。

表3　课题研究型或QFD创新型类型判定

课题研究型	关系程度		QFD 创新型
目标：开拓新业务、突破现状，打造魅力质量	54	62	目标：提升满意度、系统化创新（新模式、新服务）打造魅力质量亮点
问题：问题难度大、涉及部门多、辐射范围广	52	58	问题：主要聚焦创新和满意度问题（如满意度提升，新服务、新方案设计，考虑多因素影响的改进问题，考虑改进创新的系统性、科学性提升等），涉及部门和辐射范围与创新和满意度问题相关
工具：PDCA 及 QC 手法	48	56	工具：QFD 及其与 AHP、TRIZ、FMEA 等方法的集成
患者导向：内部改进点与外部患者需求有关联	56	64	患者导向：用 HOQ 工具系统地将外部需求转化成内部业务改进点，并给出价值排序；关联性更强，并提供内部改进创新的科学依据
通过方案探究而达成课题	56	64	通过真因探究而消除问题

续表

课题研究型	关系程度		QFD 创新型
方案优化：用对策拟定评价表制定多个方案，用最适对策探究表优选出一个	50	60	方案优化：运用 HOQ 工具进行质量设计，系统地导出一种具有魅力质量亮点的新方案，并从风险、冲突等多角度对这种方案的内部参数组合优化
障碍消除：应用 PDCA 法进行障碍和副作用判定，制定消除障碍的措施	42	52	障碍消除：借助由行业外数百万专利提炼的 TRIZ 创新规律和发明原理，推导出矛盾冲突解决策略，不需要经验也能有科学依据地导出最佳解决方案
判断结果	合计分数		判断结果
×	358	416	√

注：14位圈员采用关系程度三段评价，关系最强为5分，关系一般为3分，关系最弱为1分；累计得分高的为判定结果。

（四）课题查新

圈成员对课题进行查新（见表4）。

表4　课题查新

查新项目名称	基于 QFD 创新型品管圈构建卒中患者全流程管理模式	查新人员	潘 ××
		查新时间	2022 年 11 月
查新目的	课题立项查新		
文献检索范围	中国知网数据库、万方数据知识服务平台、中文科技期刊数据库（维普）、中国生物医学期刊文献数据库（CMCC）、中华医学会数字化期刊、Web of Science、Cochrane Library、PubMed、CINAHL、Embase		
文献检索策略	中文检索词：卒中；脑梗死；院前；自我管理；溶栓；社区；康复 英文检索词：stroke；self-management；Stroke Rehabilitation 检索数据库采用布尔逻辑运算，结合主题词和自由词地方式检索		
查新点	• 卒中院前环节如何实行筛查干预？院内救治环节改进主要集中在哪些方面？有哪些成效？ • 卒中院后如何实行管理？干预的有效性如何？ • 卒中院前筛查干预、院内救治、院后管理三个环节有无实现全流程管理？		
查新结果	委托项目在所检索的相关文献中未见相同报道		

查新项目名称	基于 QFD 创新型品管圈构建卒中患者全流程管理模式	查新人员	潘 × ×
		查新时间	2022 年 11 月
查新结论	• 国内外文献资料中研究卒中事件发生前的管理干预少，现有的卒中事件发生前的管理研究主要分析其危险因素及干预效果评价，对筛查的方式及途径未见详细报道，卒中院内救治的改进环节研究主要集中在绿色通道建设以及康复治疗方面 • 文献资料中，院后管理以住院医院为主导，缺少与社区的联合，干预过程连续性及有效性不明确 • 国内外文献资料中对于卒中患者的管理研究集中在卒中事件发生后以及入院后绿色通道管理两方面。院前环节较少，且多为单独管理干预，全流程的管理研究尚未见述及。国外一篇论文显示，世界中风组织调查了中风人群及专职医护人员，认为需提供包括诊断、治疗、康复在内的预防服务，并确定了一些关键主题，但本项目的全流程管理模式旨在通过院前、院中及院后三维度实行全方位闭环的管理		

（五）QFD 模型构建

圈员讨论后确定此课题实现的路径与方法（如图 1 所示）。在质量规划与课题明确化阶段，通过李克特法确定需求重要度，设定目标。通过需求到质量特性的转换来确定质量特性设计值，提出创新方案。圈员将运用 TRIZ（发明问题解决理论）解决矛盾，优化创新方案；然后将质量特性展开到对策，确定对策的重要度；最后确定具体的控制措施，将有效措施制度化、标准化。

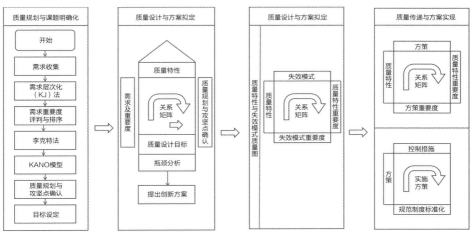

图 1　QFD 模型

（六）拟订活动计划

经讨论，结合圈员特长，拟订了2022年11月—2023年10月活动计划甘特图（如图2所示）。

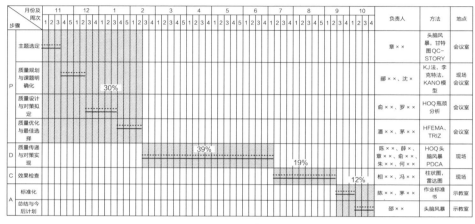

图2　甘特图

三、质量规划与课题明确化

（一）需求挖掘与层次化

收集患者及相关方（家属、病区医生护士、社区医院医生护士、社区居民）需求。需求收集方法为问卷调查、个人访谈。共挖掘316条相关需求，最后通过KJ法（亲和法）梳理为38条需求，并通过情景展开法将收集到的原始数据转化为患者的质量需求（见表5）。然后利用KJ法对其进行层次化分析（如图3所示）。

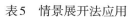

表5　情景展开法应用

患者及相关方	情景分析	原始数据	需求项目	质量需求
患者及家属	院前	平时不检查身体，血压、血糖也不知道正不正常，有没有中风的危险	定期体检筛查	院前筛查完成率
		平时也不懂中风，发病的时候不知道是什么病，以为躺一会就会好	能正确识别卒中	识别卒中正确率
		我可能中风了，但不知道最适合去哪家医院救治，有时也没人送医	快速送医	发病至到院时间
		平时体检没有专门查中风相关内容的	享受体检待遇	参与筛查项目
		发病了我都不晓得怎么办了，紧张的时候 120 也拨不灵清了	高效快速拨打 120	卒中地图知晓率
		以为躺一会就会好，没想到会那么重，不懂	知晓卒中知识	开展社区讲座次数
		来讲课的人讲过就走了，我们年纪大了听过也忘记了	多形式健康教育	健康教育方式种类
		最好社区医院也可以看中风	医联体就近就医	就近就医
		有高风险的人，要多给我们复查一下	高危人群筛查	有高危筛查
	院内	门诊来看的，等了好几天才通知我可以住院	快速有住院床位	就医到住院时间
		我急诊进来，要做取栓手术，但是被告知说没有手术台	第一时间手术	专用 DSA（数字减影血管造影）室
		一个医生说给我用这个药好，另一个医生说给我换一种药	有标准化诊疗方案	溶栓病人 DNT
		今天这个医生查房，明天那个医生查房	团队班次固定	团队班次固定
		一个医生刚问完我病史，又来一个医生再问一遍	团队配合默契	团队配合满意度
		鼻饲管插了好几次才成功，希望技术熟练一些	减少鼻饲管操作失败率	肠内营养置管成功率
		病房里有康复师来，来一次做好就走了，想学习一下也找不到人问	专业康复锻炼	康复锻炼正确率

续表

患者及相关方	情景分析	原始数据	需求项目	质量需求
患者及家属	院内	我想中医也来帮我看看，中西医结合治疗	中西医结合治疗	有中西医结合治疗
		我上午住进病房，医生要到傍晚才来看病，会不会耽误我病情	看病人及时	到病房至面诊时间
		做手术的时候，医生讲得这么专业，我理解不了，更难做决定了	取栓手术及时	取栓患者DPT
		医生上午就来看了，药要到晚上才给我挂上	开具医嘱到用药时间	取药耗时
		做个磁共振，等报告出来要好久，希望出报告快一些	检查结果快	检查报告迅速
		监护仪要用的时候需要去别的地方借用，太麻烦	救治物品备用	救治物品备用完好率
		这个科室转到另一个科室，把我们病人翻来翻去	规范交接	交接规范率
		病人心态不好，希望有心理辅导	心理辅导	心理服务次数
		不清楚自己得了什么病，希望医生跟我讲清楚	知晓病情	病情知晓
		住院时间短一些	住院时限合理	住院时间
		住院费用少一些	费用合理	减少费用
	院后	出院后没有告诉我怎么管理血压	卒中诊后血压管理	血压管理规范率
		关于用药，希望有人指导	诊后用药指导	用药规范率
		出院后希望有人指导怎么吃比较好	诊后营养指导	同型半胱氨酸达标率
		我出院后怎么复查，多久复查	诊后复诊指导	及时复诊合格率
		最好专业对口的医生到社区卫生院多来一下	社区医院资源共享	医疗资源共享
		我到医院号都挂完了，应该给我们来复查的人挂号方便点	多渠道多号源挂号	挂号程序满意度

续表

患者及相关方	情景分析	原始数据	需求项目	质量需求
患者及家属	院后	网上有些宣教的东西太专业了，我们不太懂	网上咨询简单易懂	网上咨询次数
医护		卒中上报流程太麻烦，最好有快速上报的方式，减轻工作量	快速上报	溶栓手机一键上报
		培训形式太枯燥，接受效果太差	情景模拟演练	情景模拟演练场次
		现场培训太耗时，可以提供一下线上教育的形式	线上继续教育	继续教育培训人数
		上级医院有的专业性培训我们社区很少	对接教育培训	对接教育培训完成率
		社区医院缺少卒中救治能力相关培训	卒中救治能力培训	卒中救治能力培训合格率

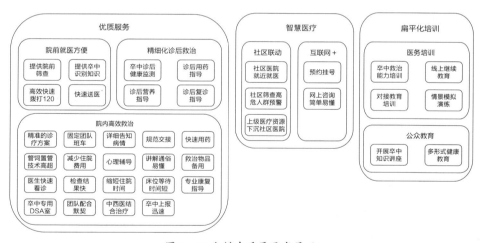

图 3　KJ 法创建质量需求展开

　　根据KJ法分析结果与特征，将智慧医疗、优质服务、扁平化培训作为需求的第一层，将院前就医方便、院内高效救治、精细化诊后管理、社区联动、互联网+、医护培训、公众教育作为需求的第二层，将具体需求作为需求的第三层，共38条。

（二）需求重要度评判

对第三层需求采用李克特法进行重要度评判，得到第三层需求最终的重要度分值（如图4所示）。

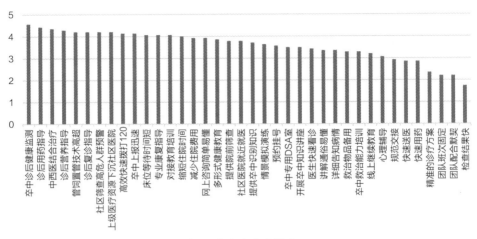

图4　需求重要度排序

（三）质量水平提升分析

圈员选择省内外两家标杆医院调研、走访和交流，了解两家医院质量水平，并根据质量水平进行分析，结合绍兴市人民医院实际，设立本课题要达成的目标水平，计算水平提高率（见表6）。

表6　质量水平提升分析

需求			重要度	绍兴市人民医院	省内某医院	省外某医院	目标水平	水平提高率（％）
优质服务	院前就医方便	提供院前筛查	3.79	4	5	5	5	125
		提供卒中识别知识	3.71	3	4	4	4	133
		快速送医	4.14	3	4	4	4	133
		高效快速拨打120	4.14	4	4	5	5	125

续表

需求			重要度	绍兴市人民医院	省内某医院	省外某医院	目标水平	水平提高率（%）
优质服务	院内高效救治	床位等待时间短	4.07	4	5	4	5	125
		卒中专用 DSA 室	3.50	5	5	5	5	100
		精准的诊疗方案	4.36	2	3	4	3	150
		团队班次固定	2.21	3	4	4	4	133
		团队配合默契	2.21	5	5	5	5	100
		管饲置管技术高超	3.36	3	4	4	4	133
		专业康复指导	4.21	3	4	4	4	133
		中西医结合治疗	2.36	4	5	5	5	125
		医生快速看诊	3.43	3	5	5	5	167
		讲解通俗易懂	4.21	3	5	3	5	167
		快速用药	2.86	3	5	5	5	167
		检查结果快	1.74	5	5	5	5	100
		救治物品备用	3.29	5	5	5	5	100
		规范交接	2.93	5	5	5	5	100
		心理辅导	3.07	3	4	3	4	133
	院内高效救治	详细告知病情	3.36	5	5	5	5	100
		缩短住院时间	4.00	3	4	4	4	133
		减少住院费用	3.93	3	4	4	4	133
		卒中上报迅速	2.86	3	4	4	4	133
	精细化诊后管理	卒中诊后健康监测	4.57	3	5	4	5	167
		诊后用药指导	4.43	4	5	5	5	125
		诊后营养指导	4.29	3	5	5	5	133
		诊后复诊指导	4.21	3	4	5	5	167
智慧医疗	社区联动	社区筛查高危人群预警	4.21	3	4	5	4	133
		社区医院就近就医	3.79	4	4	4	5	125
		上级医疗资源下沉社区医院	4.07	4	4	4	5	125
	互联网＋	方便挂号	3.57	5	5	5	5	100
		网上咨询简单易懂	3.93	4	5	5	5	125

续表

需求			重要度	绍兴市人民医院	省内某医院	省外某医院	目标水平	水平提高率（%）
扁平化培训	医务培训	卒中救治能力培训	3.29	4	5	5	5	125
		情景模拟演练	3.64	4	5	5	5	125
		线上继续教育	3.21	5	5	5	5	100
		对接教育培训	4.07	4	5	4	5	125
	公众教育	开展卒中知识讲座	3.50	2	4	4	3	150
		多形式健康教育	3.86	4	5	5	5	125

（四）魅力质量或创新点识别

通过问卷调查，访谈患者、医护、社区居民共100人次，结合院内专家评审，得出KANO模型的质量需求分类，其中当然质量需求6个，一维质量需求28个，魅力质量需求2个（见表7）。

表7　质量需求KANO模型分类

KANO 模型分类	需求	
无关质量需求	救治物品备用	
	规范交接	
	团队配合默契	
一维质量需求	提供卒中识别知识	快速送医
	高效快速拨打120	床位等待时间短
	精准的诊疗方案	管饲置管技术高超
	专业康复指导	中西医结合治疗
	讲解通俗易懂	快速用药
	检查结果快	心理辅导
	缩短住院时间	减少住院费用
	卒中上报迅速	卒中诊后健康监测
	社区筛查高危人群预警	诊后用药指导

KANO 模型分类	需求	
一维质量需求	诊后营养指导	诊后复诊指导
	社区医院就近就医	上级医疗资源下沉社区医院
	方便挂号	网上咨询简单易懂
	卒中救治能力培训	情景模拟演练
	线上继续教育	开展卒中知识讲座
魅力质量	卒中专用 DSA 室	提供院前筛查
当然质量需求	多形式健康教育	救治物品备用
	医生快速看诊	对接教育培训
	团队班次固定	详细告知病情

（五）质量规划与攻坚点确定

通过 KANO 分析得出赋分，根据重要度（Ki）、水平提升率（Ri）和魅力值（Si），计算出需求相对权重[Wi=（Ki×Ri×Si/∑Wa）×100%]，并将需求相对权重排序，圈组成员讨论选择相对权重高的前八项需求作为攻坚点（见表8）。

表8　需求相对权重确定及排序

需求			重要度	水平提高率（R）	魅力值	绝对权重	相对权重（%）	排序
优质服务	院前就医方便	提供院前筛查	3.79	125	1.5	7.11	3.39	5
		提供识别卒中知识	3.71	133	1.2	5.92	2.82	17
		快速送医	4.14	133	1.2	6.61	3.15	10
		高效快速拨打 120	4.14	125	1.2	6.21	2.96	14
	院内高效救治	床位等待时间短	4.07	125	1.2	6.11	2.91	15
		脑卒中专用 DSA 室	3.5	100	1.5	5.25	2.5	24
		溶栓快速用药	4.36	150	1.2	7.85	3.74	4
		团队班次固定	2.21	133	1	2.94	1.4	35
		团队配合默契	2.21	100	1	2.21	1.05	37

续表

	需求	重要度	水平提高率（R）	魅力值	绝对权重	相对权重（%）	排序
优质服务 / 院内高效救治	管饲置管技术高超	3.36	133	1.2	5.36	2.56	23
	专业康复锻炼	4.21	133	1.2	6.72	3.2	8
	中西医结合治疗	2.36	125	1.2	3.54	1.69	32
	医生快速看诊	3.43	167	1	5.73	2.73	20
	取栓手术及时	4.21	167	1.2	8.44	4.02	2
	快速用药	2.86	167	1.2	5.73	2.73	19
	检查结果快	1.74	100	1.2	2.09	1	38
	救治物品备用	3.29	100	1	3.29	1.57	34
	规范交接	2.93	100	1	2.93	1.4	36
	心理辅导	3.07	133	1.2	4.9	2.34	27
	详细告知病情	3.36	100	1	3.36	1.6	33
	缩短住院时间	4	133	1.2	6.38	3.04	11
	减少住院费用	3.93	133	1.2	6.27	2.99	13
	卒中上报简便	2.86	133	1.2	4.56	2.18	29
精细化诊后管理	卒中诊后健康检查	4.43	167	1.2	6.86	3.27	6
	诊后用药指导	4.57	125	1.2	8.88	4.23	1
	诊后营养指导	4.29	133	1.2	6.85	3.27	7
	诊后复诊指导	4.21	167	1.2	8.44	4.02	3
智慧医疗 / 社区联动	社区筛查高危人群预警	4.21	133	1.2	6.72	3.2	9
	社区医院就近就医	3.79	125	1.2	5.69	2.71%	21
	上级医疗资源下沉社区医院	4.07	125	1.2	6.11	2.91%	16
互联网+	方便挂号	3.57	100	1.2	4.28	2.04%	30
	网上咨询简单易懂	3.93	125	1.2	5.9	2.81%	18
扁平化培训 / 医务培训	卒中救治能力培训	3.29	125	1.2	4.94	2.35%	26
	情景模拟演练	3.64	125	1.2	5.46	2.60%	22
	线上继续教育	3.21	100	1.2	3.85	1.84%	31
	对接教育培训	4.07	125	1	5.09	2.43%	25

续表

需求			重要度	水平提高率（R）	魅力值	绝对权重	相对权重（%）	排序
扁平化培训	公众教育	开展卒中知识讲座	3.5	150	1.2	6.3	3.00%	12
		多形式健康教育	3.86	125	1	4.83	2.30%	28

提出三大攻坚点：一是提高卒中患者早期就诊率；二是提高卒中患者救治效率；三是提高卒中患者院后管理规范率。

（六）目标设定

根据需求相对权重，提出三大攻坚点，基于《中国急性缺血性卒中早期血管内介入诊疗指南2022》《ESO指南：缺血性卒中或短暂性脑缺血发作后长期二级预防的药物干预》《卒中急救地图专家共识》等文献资料，并结合标杆医院及圈员讨论，设定其目标值（见表9）。

表9 攻坚点的质量特性目标设定

攻坚点	指标	目标
提高卒中患者早期就诊率	卒中发病至就诊时间	＜10h
	公众对卒中急救地图的知晓率	≥15%
提高卒中患者救治效率	溶栓病人DNT	≤40min
	取栓患者DPT	≤90min
提高卒中患者院后管理规范率	患者及时复诊率	≥90%
	院后患者服药规范率	≥99%
	院后患者血压管理合格率	≥95%
	院后患者血糖管理合格率	≥95%
	院后患者血脂管理合格率	≥99%
	院后患者血同型半胱氨酸管理合格率	≥90%

四、质量设计与对策拟定

（一）质量特性展开

攻坚点共确认十个指标，根据《中国急性缺血性卒中早期血管内介入诊疗指南2022》《ESO指南：缺血性卒中或短暂性脑缺血发作后长期二级预防的药物干预》及《卒中急救地图专家共识》确定目标，同时小组成员将38条质量需求转换为质量特性（见表10）。

表10　质量特性展开

质量需求			质量特性		
第一层	第二层	第三层	第三层	第二层	第一层
优质服务	院前就医方便	提供院前筛查	院前筛查完成率	方便就医	优质化服务
		提供识别卒中知识	识别卒中正确率		
		快速送医	发病到就医时间		
		高效快速拨打120	卒中地图知晓率		
	院内高效救治	床位等待时间短	就医到住院时间	高效率救治	
		卒中专用DSA室	卒中专用DSA室		
		精准的诊疗方案	溶栓率		
		团队班次固定	团队班次固定		
		团队配合默契	团队配合满意度		
		管饲置管技术高超	肠内营养置管成功率		
		专业康复锻炼	康复锻炼正确率		
		中西医结合治疗	有中西医结合治疗		
		看病及时	到病房至医生处理时间		
		讲解通俗以便快速决策	谈话到决策时间		
		开具医嘱到用药时间	取药耗时		
		检查结果快	检查报告迅速		
		救治物品备用	救治物品备用完好率		
		规范交接	交接规范率		

续表

质量需求			质量特性		
优质服务	院内高效救治	心理辅导	心理服务次数	高效率救治	优质化服务
		知晓病情	病情知晓		
		住院时间合理	住院时间		
		费用合理	住院费用		
		卒中上报	溶栓移动端一键上报		
	精细化诊后管理	卒中诊后健康监测	健康监测执行率	精细化诊后管理	
		诊后用药指导	用药规范率		
		诊后营养指导	营养指标达标率		
		诊后复诊指导	及时复诊率		
智慧医疗	社区联动	社区医院就近就医	就近就医	联动密切	数智化医疗
		社区预警高危人群预警	高危预警率		
		上级医疗资源下沉社区医院	医疗资源共享		
	互联网＋	多渠道多号源挂号	挂号程序满意		
		网上咨询简单易懂	线上咨询次数		
扁平化培训	医务培训	救治能力培训	卒中救治能力培训合格率	医务培训	高效培训
		情景模拟演练	情景模拟演练情况		
		线上继续教育	继续教育培训人数		
		对接教育培训	对接教育培训完成率		
	公众教育	开展卒中知识讲座	开展社区讲座次数	公众教育	
		多形式健康教育	健康教育方式种类		

（二）需求与质量特性关系评估

圈员对需求与质量特性进行相关性分析（1~5分），并用独立配点法计算出质量特性重要度。

（三）质量设计

38个质量特性进行竞争性对比，设立质量特性设计值。在确定设计值时，小组经过多次讨论，根据调研交流的2家省内外标杆医院水平，查阅有关文献，综合现有能力及资源，提出具有竞争性的指标（见表11）。

表11　质量特性设计值

质量特性	质量特性相对权重	绍兴市人民医院	省内某医院	省外某医院	质量特性设计值
院前筛查完成率	3.39%	20%	25%	28%	28%
识别卒中正确率	2.82%	37%	50%	42%	50%
发病至到院时间	3.15%	18h	12h	10h	10h
卒中地图知晓率	2.96%	10%	13%	15%	15%
就医到住院时间	2.91%	6d	5d	5d	5d
卒中专用DSA室	2.50%	是	是	是	是
溶栓患者DNT	3.74%	50min	45min	40min	40min
团队班次固定	1.40%	是	是	是	是
团队配合满意度	1.05%	78%	80%	85%	85%
肠内营养置管成功率	2.56%	68%	75%	80%	80%
康复率	3.20%	68%	75%	80%	80%
有中西医结合治疗	1.69%	无	有	有	有
到病房至医生看病时间	2.73%	3h	1h	1h	1h
取栓患者DPT	4.02%	129min	90min	80min	90min
取药耗时	2.73%	3h	1h	1h	1h
检查报告迅速	1%	2h	2h	1.5h	1.5h
救治物品备用完好率	1.57%	100%	100%	100%	100%
交接规范率	1.40%	80%	90%	100%	100%
心理服务次数	2.34%	2	3	4	4
病情知晓	1.60%	是	是	是	是
住院费用	3.04%	10656元	10000元	11000元	10000元

续表

质量特性	质量特性相对权重	绍兴市人民医院	省内某医院	省外某医院	质量特性设计值
溶栓移动端一键上报	2.18%	无	有	有	有
诊后血压管理规范率	4.23%	85%	95%	99%	99%
诊后血糖管理规范率	3.20%	78.2%	90%	99%	99%
用药规范率	3.27%	90.5%	99%	99%	99%
血同型半胱氨酸控制合格率	3.27%	76.85%	90%	99%	99%
及时复诊合格率	4.02%	85.5%	89%	90%	90%
就近就医	2.71%	否	否	否	是
医疗资源共享	2.91%	是	是	是	是
挂号程序满意度	2.04%	80%	80%	80%	90%
网上咨询次数	2.81%	10 人次／月	22 人次／月	30 人次／月	25 人次／月
卒中救治能力培训	2.35%	80%	90%	90%	90%
情景模拟演练场次	2.60%	2 次／年	4 次／年	4 次／年	4 次／年
继续教育培训人次	1.84%	80 人次／年	100 人次／年	100 人次／年	100 人次／年
对接教育培训完成率	2.43%	40%	60%	60%	60%
开展社区讲座次数	3%	10 次／年	12 次／年	10 次／年	10 次／年
健康教育方式种类	2.30%	3	4	5	5

（四）瓶颈分析

根据医院实际，实现质量特性设计值的难度，从解决方案、人员需求及开发周期三个维度（1~10分）评分，圈员最后讨论决定实现质量特性设计值的难度，对质量特性的重要度与难度整理分析（如图5所示）。

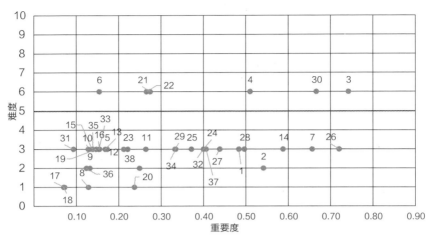

图 5　瓶颈分析

注：1-院前筛查完成率；2-识别卒中正确率；3-发病至到院时间；4-卒中地图知晓率；5-就医到住院时间；6-卒中专用DSA室；7-溶栓患者DNT；8-团队班次固定；9-团队配合满意度；10-肠内营养置管成功率；11-康复率；12-有中西医结合治疗；13-到病房至医生看病时间；14-取栓患者DPT；15-取药耗时；16-检查报告迅速；17-救治物品备用完好率；18-交接规范率；19-心理服务次数；20-病情知晓；21-住院时间；22-住院费用；23-溶栓移动端一键上报；24-诊后血压管理规范率；25-诊后血糖管理规范率；26-用药规范率；27-血同型半胱氨酸控制合格率；28-及时复诊合格率；29-就近就医；30-医疗资源共享；31-挂号程序满意度；32-网上咨询次数；33-卒中救治能力培训；34-情景模拟演练场次；35-继续教育培训人数；36-对接教育培训完成率；37-开展社区讲座次数；38-健康教育方式种类。

（五）提出创新方案

对于瓶颈分析的快赢区与预研区，进一步深入分析质量特性所对应的目的，讨论如何实现，逐步提出创新方案。

快赢区的质量特性有：识别卒中正确率、卒中地图知晓率、溶栓患者DNT、诊后血压管理规范率、诊后血糖管理规范率、诊后血同型半胱氨酸控制合格率、及时复诊率、用药规范率；预研区的质量特性有：院前筛查完成率、发病至到院时间、取栓患者DPT。

快赢区、预研区的质量特性主要涉及卒中院前、院内、院后三个环节。通过分析，圈组讨论认为可以通过卒中早期救治、优化院内救治流程、精细化诊后管理三个环节实现各方面需求。

五、质量优化与最佳选择

（一）TRIZ 业务矛盾解决

在质量特性中，有中西医结合治疗与住院费用为负相关。中西医结合治疗占比为望大质量特性，目标是越多越好；住院费用为望小质量特性，目标是越少越好。

为解决这一矛盾的质量特性，运用 TRIZ 来寻找解决途径。步骤一：寻找矛盾的质量特性所对应的通用工程基础参数，通过对照通用工程技术参数表，圈员认为，有中西医结合治疗为"15- 运动物体作用时间"，即提供中西医结合治疗为对患者治疗操作次数，住院费用为"26- 物质的量"技术参数，费用增加为费用量增大。步骤二：通过阿奇舒勒矛盾矩阵表，从 40 个发明原理中选择合适的方案。为了提高"15- 运动物体作用时间"参数，使得"26-物质的量"技术参数恶化，查询阿奇舒勒矛盾矩阵表结果见表 12。

表 12　矛盾矩阵表

改善的参数　　　　　恶化的参数	26- 物质的量
15- 运动物体作用时间	3.35.10.40

圈员经过讨论，决定用"预先作用"发明原理来解决矛盾，为给患者提供中西医结合治疗，又不增加住院费用，甚至缩减住院费用，采用预先作用原理，提前介入中医治疗，采用中医康复手段，加速病情康复，避免病情进一步加重而产生更多治疗费用。

（二）HFEMA 患者视角风险预防

圈员选择处于预研区的重要度高，难度较大，但在绍兴市人民医院资源和能力条件下可实现的关键质量特性：提高卒中早期就诊率、救治效率及院后管理规范率，通过质量特性与医疗失效模式HOQ找出患者敏感度高的失效模式，结合决策树判断，探讨后续的优化措施（见表13）。

表13　HFEMA分析

项目	失效模式	失效影响	严重程度	失效分析	发生率	控制方法	风险顺序系数RPN	改进措施	决策树分析			
									单一弱点	现有控制	侦测	行动
提高卒中患者早期就诊率	公众卒中识别能力低	公众不能早期识别卒中	3	公众卒中知识水平低，知识宣讲不到位	4	提高公众卒中认知水平	12	开展社区讲座，加强社区早期筛查	→	N	N	Y
	社区卒中医疗资源分配不均	转诊延误就医	3	社区缺少专科医生	3	提升社区优质卒中医疗资源	9	联合病房，专家医生社区出诊，联合病房查房	→	N	N	Y
提高卒中患者早期就诊率	卒中地图知晓率低	就医不及时	3	卒中地图宣传不到位	4	加大宣传力度	12	加大媒体宣传，社区讲座	→	N	N	Y
提高卒中患者救治效率	缺少多学科团队的救治	救治效果差	3	科室间合作紧密	3	加强学科间协作	9	多学科融合，中西医结合治疗	→	N	N	Y
	卒中相关知识了解不足	影响家属决策	2	知识宣传不到位	3	加强知识宣传	6	丰富宣教形式	N	Y	N	Y
提高卒中患者救治效率	溶栓／取栓效果差	治疗效果差	4	家属决策慢，流程不畅通	3	优化流程	12	优化流程	→	N	N	Y

项目	失效模式	失效影响	严重程度	失效分析	发生率	控制方法	风险顺序系数RPN	改进措施	决策树分析			
									单一弱点	现有控制	侦测	行动
提高卒中患者诊后管理规范率	诊后无系统化健康监测	诊后自我管理差	4	健康监测不重视	3	开展诊后服务	12	诊后精细化健康管理	→	N	N	Y
	诊后缺少用药指导	服药不规律	3	缺少服药指导	3	强化诊后药物管理	9	规范诊后服药管理	→	N	N	Y

六、质量传递与对策实现

（一）对策展开

经 TRIZ 分析和质量特性—失效模式 HOQ 分析优化，初步确定三大创新方案：一是实现卒中早期救治；二是优化院内救治流程；三是精细化诊后管理。确定四大对策：一是依托社区筛查，启动卒中高危预警；二是打破学科壁垒，优化卒中救治流程；三是临床康复一体化，按下"康复加速键"；四是探索卒中诊后管理体系，打造精细化诊后疾病管理。建立质量特性与对策HOQ，通过相关性评价，讨论确定对策重要度（见表14）。

表14　质量特性—对策 HOQ

质量特性—对策		对策				
		依托社区筛查，启动卒中高危预警	打破学科壁垒，优化卒中救治流程	临床康复一体化，按下"康复加速键"	探索卒中诊后管理体系，打造精细化疾病管理	质量特性重要度
质量特性	院前筛查完成率	5	3			0.48
	识别卒中正确率	5	3		3	0.54

续表

质量特性—对策		依托社区筛查，启动卒中高危预警	打破学科壁垒，优化卒中救治流程	临床康复一体化，按下"康复加速键"	探索卒中诊后管理体系，打造精细化诊后疾病管理	质量特性重要度
质量特性	发病至到院时间	5	5		5	0.74
	卒中地图知晓率	5	5		3	0.51
	就医到住院时间	3	5	3		0.17
	卒中专用 DSA 室		5			0.15
	溶栓患者 DNT	3	5	5		0.66
	团队班次固定		3	3		0.13
	团队配合满意度		5	3	3	0.13
	肠内营养置管成功率			5		0.13
	康复率	3	3	5	5	0.26
	有中西医结合治疗		3	5		0.21
	到病房至医生看病时间		5			0.17
	取栓患者 DPT	3	5	5		0.59
	取药耗时		5			0.14
	检查报告时间		5	3		0.15
	救治物品备用完好率		5	3		0.07
	交接规范率		5	3		0.07
	心理服务次数			3	1	0.15
	病情知晓	5	5	3	5	0.24
	住院时间	3	3	5	4	0.27
	住院费用	3	1	3	5	0.27
	溶栓移动端一键上报		5			0.22
	诊后血压管理规范率			3	5	0.40
	诊后血糖管理规范率			3	5	0.37
	用药规范率	5			5	0.72
	血同型半胱氨酸控制合格率	3		3	5	0.44

续表

质量特性—对策		对策				质量特性重要度
		依托社区筛查，启动卒中高危预警	打破学科壁垒，优化卒中救治流程	临床康复一体化，按下"康复加速键"	探索卒中诊后管理体系，打造精细化诊后疾病管理	
质量特性	及时复诊合格率	5		5	5	0.50
	就近就医	5	3	3	1	0.33
	医疗资源共享	3	3	5	5	0.67
	挂号程序满意度				3	0.09
	网上咨询次数		3	5	6	0.40
	卒中救治能力培训		5	3		0.15
	情景模拟演练场次		5	3		0.33
	继续教育培训人数		1			0.14
	对接教育培训完成率	5		3		0.12
	开展社区讲座次数	5		5	3	0.41
	健康教育方式种类			3	5	0.25
对策重要度		32.92	32.81	32.21	32.58	

四大对策重要度均较高，均纳入可实施对策。依托社区筛查及联合病房，启动卒中高危预警的重要度最高；其次为打破学科壁垒，优化卒中救治流程；再次是探索卒中诊后管理体系，打造精细化诊后疾病管理；最后是临床康复一体化，按下"康复加速键"。

（二）明确措施及实施

1. 依托社区筛查，启动卒中高危预警

（1）计划：

① 开展科普活动，提高公众卒中认知度。

② 构建社区卒中筛查模式，优化社区卒中筛查相关流程及制度。

（2）实施

实施时间：2023年2月13日—3月20日

① 社区科普，提高公众卒中筛查参与度。对接3个社区，以卒中流行病学现况、卒中危害、卒中识别方法及卒中预防措施为主题开展系列科普活动；制作中风识别短视频，视频号播放。

② 构建社区筛查模式，优化社区卒中筛查流程及制度：确定范围、流程、运用信息平台、筛查中高危人群并纳入管理、定期随访、疑似患者到院就诊。

2. 打破学科壁垒，优化卒中救治流程

（1）计划

① 以联合病房为载体，稳步推进社区医院溶栓技术，实现一站式溶栓、取栓。

② 优化卒中绿道相关流程。

（2）实施

实施时间：2023年3月21日—4月21日

① 联合病房开展溶栓技术：成立由神经内外科、影像、护理、药剂等组成的专家指导团队；培训溶栓技能，包括溶栓指征的把控、多模影像的判读、溶栓药物的配置使用等；通过对联合病房多模式CT软件升级，实现CT影像远程会诊；组织联合病房开展溶栓救治模拟演练，反馈存在问题，提出整改措施。

② 强化学科合作，缩短DNT/DPT时间：每季度召开卒中中心质控会议，复盘溶栓、取栓案例；急诊室、神经内科配备溶栓药物专用箱；对评估后符合条件的患者在CT室开展溶栓治疗；基于"全院一张床"理念，为溶栓、取栓患者提供充足床位，同时院内组织培训卒中识别、溶栓护理技术，实现同质化管理；组织急性卒中患者院内救治模拟演练；对溶栓、取栓患者开展联合查房。

③ 借助多媒体宣传，缩短患者及家属决策时间：神经内外科共同参与制

定溶栓、取栓患者术前谈话同质化模板，拍摄溶栓、取栓谈话视频；急诊大屏幕滚动播放谈话视频。

3. 临床康复一体化，按下"康复加速键"

（1）计划

① 完善科室层面早期康复相关流程，建立早期多学科康复协作机制，提升早期康复的有效性及持续性。

② 提升护士康复技能知识水平、专科护理能力。

③ 中医技术入病房，中西医结合助力康复。

（2）实施

实施时间：2023 年 4 月 22 日—5 月 20 日

① 完善科室层面早期康复相关流程，提升早期多学科康复有效性及持续性：以科主任为核心，讨论确定科室卒中患者早期康复流程制度；明确早期康复介入时机、康复指征；丰富床边康复器具，添置脚踏式肢体功能锻炼仪、多感官触板等；开展游戏式康复锻炼、多感官刺激训练。

② 提升护士康复技能知识水平、专科护理能力：组织护士外出进修，学习康复技能；组织专科理论及专科技能培训，制定肠内营养置管标准化流程。

③ 中医技术入病房，中西医结合助力康复：医务处牵头，落实中医医师入病房指导辨证施治施护，尽早介入；在中医医师指导下开展中医康复项目，如中医穴位贴敷、中医揿针治疗等；安排护士参加西学中专项培训。

4. 探索卒中院后管理体系，打造精细化诊后疾病管理

（1）计划

① 健全院后随访管理流程，精细化诊后管理。

② 丰富院后管理形式。

（2）实施

实施时间：2023 年 5 月 21 日—7 月 9 日

① 健全院后随访管理流程，精细化诊后管理：依托管理平台，围绕疾病追踪、用药指导、健康宣教、营养干预、运动疗法、心理疏导六大处方，由医生、护士、营养师、健康管理师、康复师共同制定卒中诊后健康管理路径；路径制定后放入诊后疾病精细化管理平台；采用"AI+电话+微信+人工"多种途径和方式实行健康管理。

② 开展多形式院后管理方式：建立卒中患者健康管理档案；开展多形式规范化院后随访模式；卒中面访门诊、浙里护理平台护理、卒中电话随访，通过院后随访，指导卒中后人群抗凝、抗栓药物服用，血压、血糖监测管理，饮食运动管理等，预防卒中复发。

七、效果确认

（一）效果检查

1. 有形成果

收集2023年7月10日—10月31日质量特性指标，攻坚点质量指标目标完成情况见表15，其余质量特性达标情况见表16。目标数据一直在持续监测中，攻关效果稳定。

表15 攻坚点质量指标目标完成情况

攻坚点	指标	目标	改善后	达成率
提高卒中患者早期就诊率	卒中发病至就诊时间	＜10h	9.75h	102.50%
	公众对卒中地图知晓率	≥15%	15%	100%
提高卒中患者救治效率	溶栓患者DNT	＜40min	40min	100%
	取栓患者DPT	＜90min	98min	91.83%
提高卒中患者院后管理规范率	卒中患者院后及时复诊达标率	90%	90.30%	100.70%
	院后卒中患者服药规范率	99%	99.73%	100.73%
	院后卒中患者血压管理规范率	95%	96%	101.05%

续表

攻坚点	指标	目标	改善后	达成率
提高卒中患者院后管理规范率	院后卒中患者血糖管理规范率	95%	95.50%	100.52%
	院后卒中患者血脂管理规范率	99%	99.99%	100.89%
	院后患者血同型半胱氨酸管理合格率	90%	95.65%	106.27%

表16　其他质量特性完成情况

质量特性	改善前	目标值	改善后	目标达成率
院前筛查完成率	30%	≥ 40%	53.7%	134.3%
就医到住院时间	6d	≤ 5d	5d	100%
卒中专用 DSA 室	无	有	无	0%
团队班次固定	是	是	是	100%
团队配合满意度	78%	≥ 85%	90%	105%
肠内营养置管成功率	70%	≥ 80%	90%	112%
康复率	68%	≥ 80%	90%	106%
有中西医结合治疗	无	有	有	100%
到病房至医生看病时间	3h	≤ 1h	1.5h	66.6%
取药耗时	3h	≤ 1h	2h	50%
检查报告时间	2h	≤ 1.5h	1h	100%
救治物品备用完好率	100%	100%	100%	100%
交接规范率	80%	100%	100%	100%
心理服务次数	2 次 / 年	4 次 / 年	4 次 / 年	100%
病情知晓	是	是	是	100%
住院时间	7.58d	≤ 6.5d	7.1d	91.5%
减少费用	10656 元	≤ 10000 元	10017 元	99.83%
溶栓移动端一键上报	无	有	有	100%
就近就医	否	是	是	100%
医疗资源共享	是	是	是	100%
挂号程序满意度	0.8	0.8	0.85	106%
网上咨询次数	10 人次 / 月	25 人次 / 月	25 人次 / 月	100%

续表

质量特性	改善前	目标值	改善后	目标达成率
卒中救治能力培训	80%	90%	100%	111%
情景模拟演练场次	2次/年	4次/年	4次/年	100%
继续教育培训人数	80人次/年	100人次/年	100人次/年	100%
对接教育培训完成率	2.43%	40%	60%	60%
开展社区讲座次数	10次/年	10次/年	10次/年	100%
健康教育种类	4	5	5	100%

2. 无形成果

（1）无形成果如图6所示。

序号	评价项目	评分		活动成长
		改善前平均分	改善后平均分	
1	责任感	3.14	4.00	0.86
2	愉悦感	3.14	3.79	0.65
3	积极性	3.43	3.64	0.21
4	团队精神	3.29	3.86	0.57
5	个人能力	3.79	3.96	0.17
6	交流沟通能力	3.21	3.93	0.72
7	解决问题能力	2.50	3.64	1.14
8	品管手法运用	3.29	3.86	0.57
备注：由圈员14人评分，每项最高5分，最低1分，总分70分				

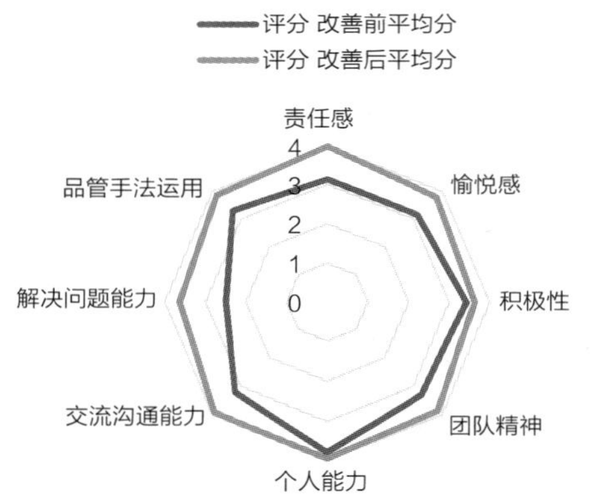

图6　无形成果

（2）扩大影响力，进行了媒体宣传3次。

（二）附加效益

1. 浙江省DRG-s数据显示，绍兴市人民医院脑血管溶栓比例排名从第四上升至第二。

2. 医院神经外科两次作为"市唯一入选单位"参与项目，其中国际多中心研究（Optimal Post TPA-IV Monitoring in Ischemic Stroke）项目1项、健康中国揭榜项目"慢性病全病程中医药健康管理模式探讨（卒中）"1项。

3. 课题立项5项，继续教育项目1项，论文录用2篇。

4. 医院神经外科荣获"浙江省卒中质控中心年度再灌注治疗先锋奖"，圈员荣获"优秀督导秘书奖"。

5. 省内创新式开展卒中面访门诊。

6. 推动卒中筛查纳入2024年民生实事工程。

7. 该项目获2024年浙江省医院品管圈大赛进阶组金奖。

八、标准化

经过对策的实施及成果检验，最终形成四项标准化（见表17）。

表17　标准化

序号	标准化
1	卒中社区筛查流程
2	卒中早期康复制度（3-SN-A-007）
3	卒中患者肠内营养管理制度（3-SN-A-008）
4	卒中患者诊后健康管理制度（3-SN-A-009）

九、检讨与改进

本次品管活动过程中，圈员共同努力，充分发挥自身的智慧与力量，基于QFD理念，创新了卒中患者全流程管理模式，实现了魅力品质。检讨与改进情况见表18和表19。下一步，小组将针对在此次活动中发现的一些问题持续进行质量改进。

表18　检讨与改进情况汇总

活动项目	优点	缺点	今后努力方向
主题选定	缩短卒中发病至就诊时间，精细化院后服务为重点	院前缩短送医时间环节改进困难	加强公众宣教力度，增加公众接受率
质量规划及课题明确化	通过对医生、患者家属、社区医务人员、出院后的患者访谈调查，挖掘出的需求真实、迫切，同时，参观学习标杆医院，对比设定目标，目标可行性高	调查人群涉及范围广，调查时间欠充足，需求调查方式少，重点问题不突出	加强沟通访谈技巧，掌握访谈要点，理清访谈思路，提高访谈质量
质量设计与对策拟定	通过散点图区分质量特性的预研区与快赢区判定，提出创新方案，可行性高	质量特性展开难点重点有争议，主观性强，缺少客观评价	重点难点问题客观化，经多次充分讨论后考虑
质量优化与最佳选择	通过质量特性与失效模式的HOQ找出患者敏感度高的失效模式，探讨后续的优化措施	对HFMEA工具运用不熟练	学习HFMEA方法
质量传递与对策实现	对策包含卒中全程管理流程，利用质量特性—对策HOQ获取改进重点，运用PDCA循环科学开展最适对策实施	首次运用质量特性—对策HOQ获取改进重点不熟练，对策展开缺少后续客观评价指标	多学科配合，合理协调人员；多系统整合
效果确认	数据收集有效，目标达成率科学、合理，有形成果真实有效	数据收集时间不足，缺少长期效果维持的评价	后期继续进行效果维持评价
标准化	用简单易行的方式呈现标准作业程序	部分人员未按照标准化制度实施	加强制度培训，建立标准化实施稽查机制
遗留问题	社区卒中筛查实施面不够广泛；病房中医技术项目少；部分患者拒绝接受诊后服务；社区开展溶栓治疗例数较少		

表19　遗留问题持续改进情况

残留问题	困难点	解决方案	预计完成时间及负责人
社区卒中筛查实施面不够广泛	人员和时间安排困难	制定社区筛查目标	2024年10月（陈×）

续表

残留问题	困难点	解决方案	预计完成时间及负责人
病房中医技术项目少	中医技术人员欠缺	培训中医技术人员	2024 年 6 月（何 ×）
部分患者拒绝接受诊后服务	患者排斥心理	加强宣传，强化沟通，提高患者接受度	2024 年 6 月（陈 ×）
社区开展溶栓治疗例数较少	CT 多模式影像判读	建立微信沟通群，线上线下帮扶指导	2024 年 7 月（章 ×）

参考文献

[1] Donkor E S. Stroke in the 21st century: a snapshot of the burden, epidemiology, and quality of life[J]. Stroke Res Treat, 2018: 3238165.

[2] 王拥军,李子孝,谷鸿秋,等.中国卒中报告 2020(中文版) (1)[J]. 中国卒中杂志, 2022, 17(5): 1037-1043.

[3] Simiao Wu, et al. Stroke in China: advances and challenges in epidemiology, prevention, and management[J]. Lancet Neurol, 2019, 18(4): 394-405.

[4] GBD 2019 Stroke Collaborators. Global, regional, and national burden of stroke and its risk factors, 1990-2019: a systematic analysis for the Global Burden of Disease Study 2019[J]. Lancet Neurol, 2021, 20(10): 795-820.

[5] 《中国卒中防治报告 2018》编写组.我国卒中防治仍面临巨大挑战——《中国卒中防治报告 2018》概要[J].中国循环杂志.2019,(2): 105-119.

[6] 张旭,任蔚虹,泮燕红.家庭赋权方案对首发卒中患者主要照顾者的影响研究[J].中华护理杂志.2018,(2): 133-138.

[7] Wang W, Jiang B, Sun H, et al. Prevalence, incidence, and mortality of stroke in China: results from a nationwide populationbased survey of 480

687 adults[J]. Circulation, 2017, 135(8): 759-771.

[8] 蒲丛珊,程洋,董建俐,等.居家失能老年人健康管理需求评估指标体系的构建[J].中华护理杂志,2020, 55(2): 232-237.

[9] 庞晨晨,陈素娟,冯英璞,等.卒中患者健康行为的研究 进展及展望[J].解放军护理杂志,2020, 37(4): 63-65, 68.

[10]Saini M, Belson S, Lahiff-Jenkins C, et al.Top 10 global educational topics in stroke: A survey by the World Stroke Organization:[J].International Journal of Stroke, 2019, 14(8):843-849.

[11]中华医学会神经病学分会,中华医学会神经病学分会脑血管病学组,中华医学会神经病学分会神经血管介入协作组.中国急性缺血性卒中早期血管内介入诊疗指南2022[J].中华神经科杂志,2022, 55(6):16.

[12]国家卒中急救地图工作委员会,国家卒中急救地图共识专家组.卒中急救地图专家共识[J].中华行为医学与脑科学杂志,2019, 28(1):10.

本案例由绍兴市人民医院提供

主要团队成员：陈秀芳、潘宜娟、娄一萍

专家点评

背景与实践意义：本案例旨在应对医院在卒中患者管理中存在的诸多问题，如就诊延误和康复管理不足等。随着健康中国2030规划的推进，对卒中患者的全流程管理需求日益迫切。实施全方位全流程管理的模式不仅能提升患者救治效率，降低致残率，还能帮助提升整体的医疗质量，体现了该医院在卒中管理领域的前瞻性和持续努力。

品管工具与创新点：本案例运用质量功能展开（QFD）手法，以医院、社区、患者三位一体，基于QFD构建的卒中全流程管理新模式，强调以患者为中心，旨在将患者需求转化为具体的医疗服务特性，并贯穿于卒中患者的整个诊疗过程中，强化关口前移，不断实现卒中患者早诊早治，成立精细化诊后管理中心，探索"医防融合"的全生命周期健康管理体系，创新心脑血管疾病同防同治路径。

改进意见：（1）建议从内涵和外延方面持续改善。进一步优化对患者及家庭的健康教育培训方案，提升卒中识别能力，缩短决策和就诊时间；进一步完善院后随访机制，持续监测和关注患者出院后的康复过程等。（2）卒中治疗具有极强的时间依赖性，快速准确地识别和诊断卒中是救治成功的关键。这要求医疗机构具备高效的急诊流程和专业的多学科团队，而如何有效协调各方资源，提高团队协作效率，是一个重要挑战。

点评专家：张政　李盈

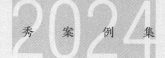
降低住院患者结肠镜检查前
肠道准备不良反应发生率

I 导读
Introduction

　　FOCUS-PDCA 是美国医院组织（Hospital Corporation of America，HCA）于 20 世纪 90 年代在 PDCA 循环基础上提出的一种质量持续改进管理工具。FOCUS-PDCA 源于医疗界，是一种主动寻求质量改进的管理行为，是 PDCA 循环的进一步延伸和改进，适用于医院管理的各个方面，特别适合工作中问题的改善。FOCUS-PDCA 主要分为两个阶段：第一阶段是 FOCUS，共五个步骤：发现问题（find，F），成立改进小组（organize，O），明确现行流程和规范（clarify，C），出现问题的根本原因分析（understand，U），选择可改进的流程（select，S）。第二阶段是 PDCA，即计划（plan，P）、实施（do，D）、效果确认（check，C）、标准化（act，A）。

一、发现/选择问题

（一）选题背景

1.数据显示，结直肠癌（Colorectal cancer，CRC）是目前全球发病率第三位、病死率第二位的恶性肿瘤，已成为我国居民消化系统中患病率最高的恶性肿瘤，且发病率呈现逐年上升趋势。结肠镜检查是目前临床上用于结直肠疾病筛查、诊疗及随访的主要手段，其有效开展与肠道准备质量密切相关。研究表明，结肠镜检查前肠道准备过程中恶心、腹痛、腹胀、低血糖等不良反应会影响肠道准备质量，同时也是劝退人们结肠镜检查的"拦路虎"。

2.国内一项研究显示，结肠镜检查前肠道准备相关不良反应发生率为37.1%~39%。国外Barkun等报道的一项随机对照试验显示，结肠镜检查前肠道准备相关腹痛发生率为8.5%~10.8%，恶心发生率为11.9%~16.6%。国内Jun等的一项研究显示，结肠镜检查前肠道准备相关腹部不适发生率为33.3%~34.7%。

3.丽水市人民医院属三级甲等综合医院，其消化内镜中心年胃肠镜量近7万例。根据2022年的统计结果，住院患者结肠镜检查前肠道准备相关不良反应发生率超过40%，略高于国内其他中心的统计结果，与国外内镜中心的统计结果一致（41.5%~51.5%）。因此，如何降低结肠镜检查前肠道准备相关不良反应发生率，是消化学科医护需要思考的问题。本项目基于FOCUS-PDCA降低住院患者结肠镜检查前肠道准备不良反应发生率，以科学证据为基础，以患者需求为导向，坚持"快乐肠镜"理念，通过系列对策降低腹痛、恶心等不良反应，缓解患者肠镜检查焦虑情绪，提高肠镜检查舒适体验感，兼具经济效益和社会效益，值得推广借鉴。

（二）活动主题

降低住院患者结肠镜检查前肠道准备不良反应发生率。

（三）名词解释

肠道准备不良反应：口服清肠溶液后至结肠镜检查开始前出现的头晕、恶心、呕吐、腹胀、腹痛、心慌、低血糖等不适情况，上述症状由护士记录。

（四）衡量指标

肠道准备不良反应发生率（％）＝行肠道准备发生不良反应患者例数/同期行肠道准备的结肠镜住院患者总例数×100％

注：其他不良反应计算公式同"肠道准备不良反应发生率"计算方式；1例患者发生多种不良反应均记为1例。

纳入标准：年龄≥18岁；符合结肠镜诊疗的适应证；语言表达及理解能力正常，能配合研究。

排除标准：结肠镜检查绝对禁忌证，包括严重心力衰竭、肺功能障碍、肾功能不全、意识障碍等精神疾病、对聚乙二醇电解质散剂过敏、无法自主吞咽者；无法正常沟通交流或配合者；对本研究药物过敏者；合并严重器质性疾病或恶性肿瘤。

（五）选题理由

1.对患者而言：提升结肠镜检查舒适度，提高肠道准备依从性，提高结肠镜检查精准度，降低医疗费用支出。

2.对科室而言：促进医护协助性，提高工作效率和医疗服务质量，增强团队凝聚力。

3.对医院而言：提高服务能力和品质，降低结肠镜检查相关不适感，改善患者就医体验，提升社会美誉度和市场竞争力。

4.对社会而言：提高患者结肠镜检查意愿，提高CRC早筛率、早诊率，减轻CRC疾病负担，提升全民健康水平。

二、成立改善小组

（一）团队组成

组建由消化内科护士长、消化内镜中心主任、消化内科副主任、消化内科护士、消化内镜中心医生、消化内镜中心护士及中医科医生等组成的多学科医护团队。

（二）计划拟订

圈员们拟订了2023年3—11月的活动计划甘特图（如图1所示）。

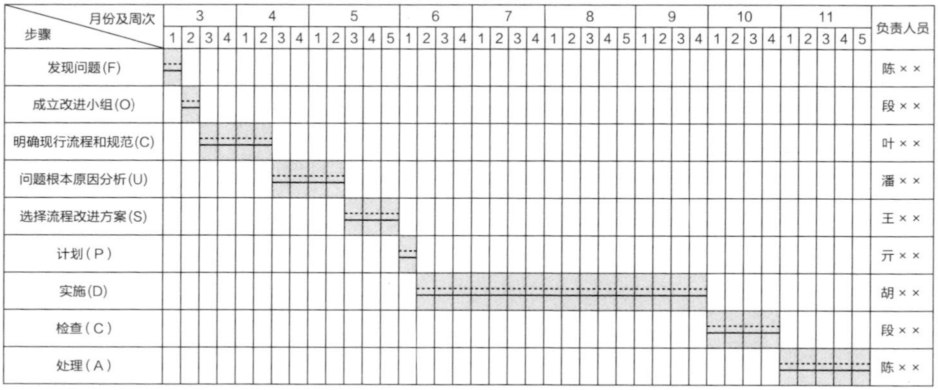

步骤 \ 月份及周次	3	4	5	6	7	8	9	10	11	负责人员
发现问题(F)	■									陈××
成立改进小组(O)	■									段××
明确现行流程和规范(C)		▨								叶××
问题根本原因分析(U)			▨							潘××
选择流程改进方案(S)			▨							王××
计划(P)				▨						亓××
实施(D)				▨▨▨▨▨▨▨▨▨▨					胡××
检查(C)								▨		段××
处理(A)									▨	陈××

图1　甘特图

三、确定流程和规范

（一）现况流程图绘制（如图2所示）

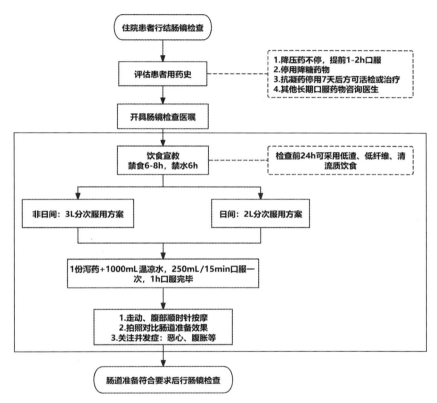

图2　住院患者结肠镜检查前肠道准备流程

（二）现况调查

调查2023年3月13日—4月13日行肠道准备的结肠镜检查住院患者96例，其中腹胀38例次，恶心21例次，腹痛5例次，头晕4例次，低血糖3例次，失眠3例次，其他2例次，发生肠道准备相关不良反应的住院患者共计76例，不良反应发生率为45.83%（见表1）。

表1 肠道准备不良反应现况调查数据汇总

调查时间：2023年3月13日—4月13日			
调查对象：结肠镜检查前肠道准备的住院患者			
调查地点：消化内科			
调查内容：结肠镜检查前肠道准备不良反应发生情况			
调查人员：叶××及组员			
评估项目		不良反应发生例数	
腹胀		38	
恶心		21	
腹痛		5	
头晕		4	
低血糖		3	
失眠		3	
其他		2	
调查样本量	96例	发生不良反应总例数	76例

根据现况调查的结果，对76例次肠道准备相关不良反应进行总结，涉及的种类包括腹胀、恶心、腹痛、头晕、低血糖、失眠等，并将不良反应发生例次进行柏拉图分析（如图3所示），发现腹胀和恶心占比77.63%，即为80/20法则选出的主要问题。

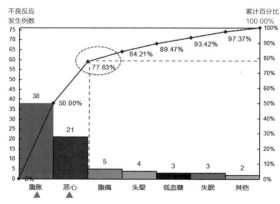

图3 住院患者结肠镜检查前肠道准备不良反应发生率改善前柏拉图分析

（三）目标设定

结合国内外文献，分析国内标杆医院及丽水市人民医院既往调查数据，将结肠镜检查前肠道准备不良反应发生率目标值设为16.6%；其中两个分目标为：肠道准备腹胀发生率13.8%；肠道准备恶心发生率9.1%（如图4所示）。

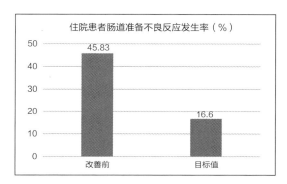

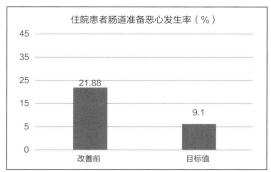

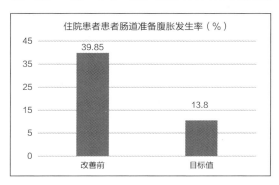

图4　目标设定柱状图

四、确定主要原因

（一）原因分析

组员进行头脑风暴，结合文献与经验，采用鱼骨图进行原因分析。

1.住院患者结肠镜检查前肠道准备腹胀发生原因分析（如图5所示）。

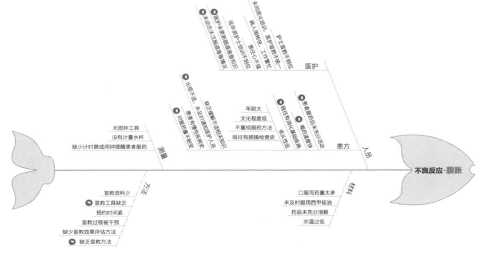

图5　腹胀原因分析鱼骨图

2.住院患者结肠镜检查前肠道准备恶心发生原因分析（如图6所示）

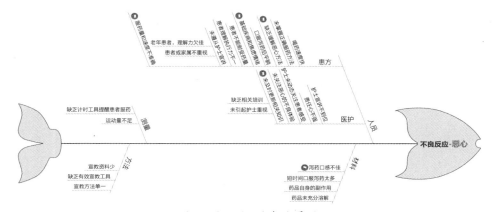

图6　恶心原因分析鱼骨图

（二）要因选定

组员按照1分为不重要、3分为一般重要、5分为非常重要进行评分，一共12位组员打分，总分为60分，根据80/20法则，视总分48分以上为主要原因，得出腹胀相关8个要因及恶心相关5个要因（见表2、表3）。

表2　腹胀要因选定评分

编号	原因	陈××	潘××	叶××	曹×	段××	王××	田××	亓××	梁××	王××	胡××	叶××	总分
1	病人周转快，工作繁忙	3	3	3	3	3	3	3	3	3	3	3	3	36
2	护士宣教不到位	5	3	5	3	3	3	3	3	3	3	3	3	40
3	低年资护士培训不到位	5	3	5	3	3	3	3	3	3	3	3	3	40
4	责任心不强	1	1	1	1	1	1	1	1	1	1	1	1	12
5	医护人员未及时更新肠道准备知识	5	5	5	5	5	5	5	5	5	5	5	5	60
6	患者服药后未充分活动	5	5	5	5	5	5	5	5	5	5	5	5	60
7	患者文化程度低	3	3	3	3	3	3	3	3	3	3	3	3	36
8	患者不重视服用方法	1	3	3	3	3	3	3	3	3	3	5	3	36
9	患者有既往慢性疾病史	1	3	1	1	3	3	1	1	1	1	1	1	18
10	患者缺乏缓解不适知识	3	5	5	3	3	3	3	3	3	5	5	5	46
11	患者年龄大	1	3	3	3	3	3	3	3	3	3	3	3	34
12	患者服药速度过快	5	3	5	5	3	5	3	5	3	3	3	5	48
13	预约时间紧	5	3	1	5	5	3	3	3	3	3	3	3	40
14	宣教资料少	5	3	5	5	3	5	3	3	3	3	3	5	46
15	缺乏有效宣教工具及宣教方法	5	5	5	5	5	5	5	5	5	5	5	5	60
16	宣教过程被干扰	3	3	3	1	1	3	1	3	3	3	3	3	30
17	出现不适，未及时告知医护人员	5	5	5	3	3	5	3	5	5	5	5	5	54
18	护士未动态关注肠道准备情况	5	5	5	5	5	5	5	5	5	5	5	5	60

续表

编号	原因	陈××	潘××	叶××	曹×	段××	王××	田××	亓××	梁××	王××	胡××	叶××	总分
19	缺少计时器或者闹钟提醒患者服药	5	5	3	3	3	5	3	3	3	3	3	3	42
20	患者对服药量不耐受	3	5	5	5	5	5	5	5	5	5	5	5	58
21	患者对活动距离不清楚	5	5	3	3	3	5	3	3	3	3	3	3	42
22	患者有既往消化系统基础疾病	5	5	5	5	5	5	5	5	5	3	3	5	54
23	没有计量水杯	3	1	1	3	3	3	3	3	3	3	3	3	32

表3　恶心发生要因选定评分表

编号	原因	陈××	潘××	叶××	曹×	段××	王××	田××	亓××	梁××	王××	胡××	叶××	总分
1	患者服药量和速度不准确	5	5	5	5	5	5	3	5	3	5	5	3	54
2	患者有基础疾病和焦虑情绪	5	5	5	5	5	3	5	5	3	5	3	3	52
3	未掌握正确服药方法	5	3	5	3	3	3	3	3	3	3	3	3	40
4	缺乏缓解恶心的方法	5	5	5	3	5	3	5	3	3	5	3	5	50
5	口服泻药后平躺	5	3	3	3	3	3	3	3	5	3	3	3	40
6	老年患者理解力欠佳	3	3	3	3	3	3	3	3	3	3	3	3	36
7	患者或家属不重视	1	3	3	3	3	3	3	3	3	5	3	3	36
8	护士宣教不到位	1	3	1	1	3	3	1	1	1	1	1	1	18
9	药品自身的副作用	5	5	5	3	3	3	3	5	3	3	3	5	46
10	医护人员未及时更新相关知识	5	3	5	5	5	5	5	3	5	5	5	3	52
11	护士未关注恶心的不良体验	5	3	5	3	3	3	5	5	5	3	3	3	46
12	缺乏计时工具提醒患者服药	5	3	5	3	3	3	3	3	3	3	3	3	40
13	运动量不足	5	3	1	5	5	5	3	3	3	3	3	3	40
14	患者不能耐受药量	5	3	5	5	5	5	3	3	3	3	3	3	46
15	缺乏有效宣教工具	5	2	4	4	4	4	4	4	4	4	4	3	46
16	宣教方法单一	3	3	4	4	4	4	4	4	4	4	5	3	46

续表

编号	原因	陈×××	潘×××	叶×××	曹×	段××	王××	田××	亓×	梁××	王××	胡×	叶××	总分
17	患者理解执行力不一	5	5	5	3	3	3	3	3	3	3	3	3	42
18	护士未动态关注患者感受	5	3	5	5	3	3	3	3	3	3		3	42
19	泻药口感不佳	5	5	5	5	5	5	5	5	5	5	5	5	60
20	短时间口服药量过多	3	3	3	3	3	3	3	5	3	5	5	5	44

（三）真因验证

基于"三现"原则进行真因验证，根据5W2H设计数据调查表，收集汇总数据并绘制柏拉图，最终找出5个真因，分别是医护未及时更新肠道准备知识、缺乏有效宣教工具、聚乙二醇电解质散口感不佳、患者服药后未有效运动或未运动、患者基础疾病及焦虑情绪（见表4—表5）。

表4　真因验证调查情况

真因验证调查表汇总		
5W2H		内容
What	查检内容	住院患者结肠镜前肠道准备不良反应发生的原因
Why	查检原因	了解住院患者行肠道准备发生不良反应的真因
When	查检时间	2023 年 5 月 1—12 日
Where	查检地点	府前消化内科病房
Who	查检人	潘××、段××、叶××
How	查检方法	现场调查，并统计、记录
How much	查检样本量	结肠镜检查前肠道准备住院患者49 例，发生不良反应27 例

表5　各要因数量及占比情况

要因	数量	百分比（%）	累计百分比（%）
医护未及时更新肠道准备知识	23	13.69	13.69
缺乏有效宣教工具及宣教方法	20	11.90	25.60

续表

要因	数量	百分比（%）	累计百分比（%）
聚乙二醇电解质散口感不佳	15	8.93	34.52
患者服药后未有效运动或未运动	14	8.33	42.86
患者基础疾病及焦虑情绪	12	7.14	50.00
患者服药量和速度不准确	6	3.57	53.57
护士未动态评估肠道准备情况	5	2.98	56.55
患者对服药量不耐受	4	2.38	58.93
患者缺乏缓解不适方法	4	2.38	61.31
出现不适时，未及时通知医护人员	2	1.19	62.50
其他	0	0	100.00
合计	105		

五、选择改善流程对策

组员按照1分为不重要、3分为一般重要、5分为非常重要进行评分，共12位组员打分，最高总分为180分，依照80/20法则，视总分144分以上判定实施，共10条对策入选（见表6）。

表6 对策拟定评分

问题	序号	真因	编号	拟定对策	评价指标			合计	采纳
					可行性	效益性	经济性		
肠道准备相关腹胀恶心原因	1	A 护士未及时更新肠道准备知识	A1	基于循证统一全科服泻药流程	56	54	48	158	√
			A2	医生护士共同培训，达成共识	44	56	50	150	√
			A3	定期抽查宣教落实情况	54	36	36	126	
			A4	宣教资料贴在医生或者护士文化墙，方便及时查阅	52	36	36	124	
			A5	设立督察员，及时反馈存在问题	56	42	44	142	

续表

问题	序号	真因	编号	拟定对策	评价指标			合计	采纳
					可行性	效益性	经济性		
肠道准备相关腹胀恶心原因	2	B 聚乙二醇电解质散口感不佳	B1	调节泻药口味，基于循证优化体验感：提供姜糖、陈皮糖等	60	60	50	170	√
			B2	使用果味添加剂	46	42	38	126	
			B3	联系药房，选择其他种类药物	18	24	22	64	
			B4	辅助措施联合低容量给药法	48	48	46	142	
	3	C 缺乏有效宣教工具及宣教方法	C1	设计时钟图，优化宣教模式	54	60	46	160	√
			C2	申请大厅电视，循环播放宣教视频	54	50	38	142	
			C3	采用电话、微信、App 等方式进行宣教	38	38	38	114	
			C4	优化辅助工具，采用目视管理	54	54	48	156	√
			C5	视频分模块，宣教地点优化	52	54	48	154	√
	4	D 患者服药后运动不足	D1	量化运动强度、测算运动距离	58	48	48	154	√
			D2	开展肠道运动操或者太极清肠操等	58	48	50	156	√
	5	E 患者基础疾病及焦虑情绪	E1	建立量表，有效识别高风险患者	54	54	38	146	√
			E2	更改肠道准备药物或者方式	48	48	46	142	
			E3	基于患者特点，给予个案肠道准备方案	42	54	48	144	√
			E4	药物等干预调整患者焦虑情绪	56	38	38	132	

六、制订对策实施计划

项目组将相似对策整合，并制订对策实施计划（见表7）。

表7 对策实施计划

问题	序号	真因	拟定对策	计划时间	实施地点	负责人	对策编号
肠道准备相关腹胀恶心	1	医护人员未及时更新肠道准备知识	基于循证统一全科服泻药流程	2023年6月5日—6月19日	丽水市人民医院消化内科及内镜中心	陈××王××	对策群组一
			医生护士共同培训，达成共识	2023年6月20日—6月25日		曹×王××	
	2	缺乏有效宣教工具及宣教方法	设计时钟图，优化宣教模式	2023年6月12日—9月30日		亓××段××	
			优化辅助工具	2023年7月10日—9月30日		叶××潘××	
			基于知识模块拍摄视频，集中由宣教中心宣教	2023年7月17日—9月30日		亓××梁××	
	3	聚乙二醇电解质散（和爽）口感不佳	根据患者口味选择合适缓解方法：姜糖、陈皮糖、柠檬、口香糖等	2023年7月28日—9月30日		王××叶××	对策群组二
	4	患者服药后运动不足	量化运动强度、测算运动距离	2023年8月14日—9月30日		段××陈××	对策群组三
			开展肠道运动操或者太极清肠操等	2023年8月28日—9月30日		潘××胡××	
	5	患者有基础疾病及焦虑情绪	筛选高危人群，实施早期干预	2023年9月11日—9月30日		潘××叶××	对策群组四
			根据患者接受度，选择强化宣教方式	2023年9月21日—9月30日		叶××田××	

七、对策实施

（一）对策群组一：植入目视管理，宣教可视化（实施时间：2023年6月12日—6月25日）

1.检索并组织学习 *Bowel preparation for colonoscopy：European Society of Gastrointestinal Endoscopy（ESGE）Guideline* 等指南、PEG说明书、高质量国

内外文献，统一肠道准备规范流程并达成科内共识。（实施时间：6月12日—6月25日）

2.基于循证设计肠道准备时钟图。将肠道准备3个质量关键点（结肠镜检查前24小时、开始服药时间、检查前5小时）、服药完成时间和检查时间标明，配简易图后串联成一个时钟图谱，彩印在A5纸上发给患者。图谱不仅能统一护士宣教，也能有效指导患者，还能协助护士动态监测患者肠道准备全过程。科内组织时钟图使用培训并应用于临床实践。（实施时间：6月26日—9月30日）

3.优化辅助工具，提高泻药服用的准确性、有效性及舒适性。包括手绘量杯、添置一次性搅拌棒、定量水杯等，添置不锈钢水温计用于准确测量水温。（实施时间：7月10日—9月30日）

4.以知识模块为基础，将结肠镜检查注意事项梳理总结，并归纳成结肠镜检查"5知道"，拍摄成5个迷你分段视频和一个2分钟完整视频，用作不同患者或不同时段的宣教。同时，时钟图宣教单右上角也嵌入视频二维码，并附肠道清洁度评价图。（实施时间：7月17日—9月30日）

5.延伸宣教触角，改革宣教模式。启用宣教中心实行责任护士集中宣教，反馈式宣教强化效果，设计"结肠镜检查须知"立牌放在诊间，将宣教触角延伸到入院前。（实施时间：7月17日—9月30日）

（二）对策群组二：调节泻药口味，体验舒适化（实施时间：7月28日—9月30日）

针对患者普遍反映不能忍受泻药口味的临床问题，基于指南文献及中医师指导，自制生姜棒棒糖、陈皮棒棒糖，并提供口香糖等多种选择，以满足不同患者的需求。

（三）对策群组三：落实有效运动，锻炼度量化（时间：8月14日—9月30日）

1. 基于文献充分研读，量化运动强度，测算运动距离，并自行绘制运动提示牌。

2. 充分利用宣教中心空间和网络视频，集中结肠镜患者进行肠道运动操、太极清肠操等锻炼。

（四）对策群组四：前移风险评估，方案个性化（时间：9月11日—9月30日）

1.提炼多篇文献构建肠道准备评估单，协助医护确定特殊患者早期辅助干预方案。

2.针对个体患者提供个性化的干预方案。

（1）根据患者的病情、年龄、接受度，为患者提供合理的饮食指导，包括白色饮食、食堂配置的预包装饮食等。

（2）对于肠道准备高风险人群，根据患者实际需求提供多种干预方案。比如，药物干预（增加高渗药物），联合中医师并培养中医护士，有效介入穴位按摩、腹部超声药物透入治疗及中药配方穴位贴敷等中医措施。

（3）对于更特殊的患者，包括超老年、无陪护、宣教效果差、文化程度低的患者，设置闹钟进行关键点提醒，并动态关注肠道准备节奏。

八、效果确认

（一）有形成果

1.改善后数据收集

调查住院结肠镜患者116例，住院患者发生结肠镜检查前肠道准备不良反应共计33例，不良反应发生率24.14%。其中，腹胀发生15例，发生率12.93%；恶心发生10例，发生率8.62%（见表8—表9）。

表8　改善后数据调查情况

5W2H		内容
What	查检内容	住院患者结肠镜前肠道准备不良反应发生率
Why	查检原因	了解住院患者行肠道准备发生不良反应的真因
When	查检时间	2023 年 10 月 1 日—10 月 31 日
Where	查检地点	府前消化内科病房
Who	查检人	段 ×× 及组员
How	查检方法	现场调查，并统计、记录
How much	查检样本量	住院患者结肠镜前肠道准备 116 人

表9　改善后不良反应发生数量占比情况

不良反应类型	例数	百分比（%）	累计百分比（%）
腹胀	15	45.45	45.45
恶心	10	30.30	75.75
腹痛	3	9.09	84.84
头晕	1	3.03	87.87
失眠	2	6.06	93.93
其他	2	6.06	100.00
总数	33		

2.改善前后数据对比

（1）改善前后柏拉图比较如图7—图8所示。

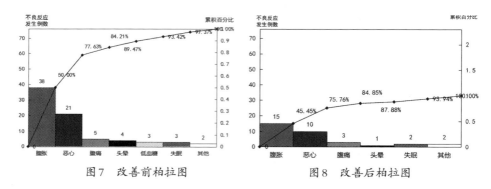

图7　改善前柏拉图　　　　　　图8　改善后柏拉图

（2）目标达成率＝（改善后－改善前）/（目标值－改善前）×100%

　　　　　　　＝（16.38－45.83）/（16.6－45.83）×100%

　　　　　　　＝100.75%

（3）进步率＝（改善前－改善后）/改善前×100%

　　　　　＝（45.83－16.38）/45.83×100%

　　　　　＝64.26%

3.结肠镜检查前肠道准备不良反应发生率由45.83%下降至16.38%。

4.结肠镜检查前肠道准备腹胀发生率由39.58%下降至12.93%（目标达标率103.76%，进步率64.26%）。

5.结肠镜检查前肠道准备恶心发生率由21.88%下降至8.62%（目标达标率103.37%，进步率67.33%）。

6.住院患者结肠镜检查前肠道准备流程得到规范。

基于FOCUS-PDCA降低住院患者结肠镜检查前肠道准备不良反应发生率，以科学证据为基础，以患者需求为导向，坚持"快乐肠镜"理念，通过多举措降低肠道准备不良反应，改善了患者结肠镜检查体验，通过肠道准备依从性的增强，提高了肠道准备质量，进一步提高了CRC的早期筛查率。

7.改善后效果维持情况如图9所示。

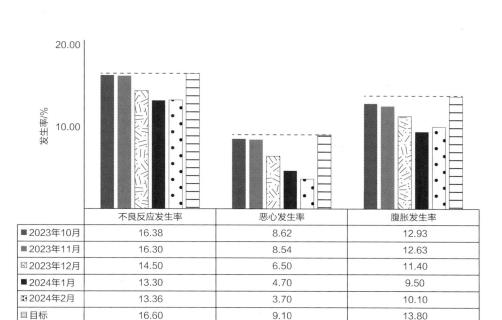

	不良反应发生率	恶心发生率	腹胀发生率
■2023年10月	16.38	8.62	12.93
■2023年11月	16.30	8.54	12.63
▨2023年12月	14.50	6.50	11.40
■2024年1月	13.30	4.70	9.50
⊞2024年2月	13.36	3.70	10.10
▤目标	16.60	9.10	13.80

图9 住院患者结肠镜前肠道准备不良反应发生情况

（二）无形成果（如表9和图10所示）

表9 改善前后无形成果对比

项目	改善前平均分	改善后平均分	活动成长
项目管理能力	2.44	3.67	1.23
解决问题的能力	3.11	4.30	1.19
沟通协调能力	3.22	4.22	1.00
责任心	2.78	4.34	1.56
自信心	3.00	4.45	1.45
凝聚力	3.22	4.44	1.22
积极性	3.00	4.31	1.31
信息技术水平	2.90	4.33	1.43

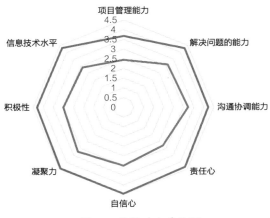

图10 成果对比雷达图

（三）附加效益（临床成效）

1.项目亮点措施，如肠道准备时钟图、陈皮棒棒糖等被医院选为"金点子"，在全院病区和门诊推广，"快乐肠镜"理念得到推广，提高了医院胃肠镜检查的总量。

2.结肠镜住院患者满意度有所提升，由94.14%提升到97.01%。

3.结肠镜住院患者肠道准备合格率有所提升，由78.1%提升到98.1%，其中，BBPS（波士顿肠道准备评分）≥7分占比由40%提升到70.9%。

4.患者服泻药、运动及检查前饮食的依从性均有提升。

5.患者肠道准备的舒适度以及再次结肠镜检查的意愿有所提升，检查前的焦虑情绪有所下降。

（四）附加效益（社会、经济效益）

通过此次FOCUS-PDCA项目的开展，团队也获得了一些附加效益。

1.获2024年浙江省中医药科技计划项目立项1项，在国内外期刊发表文章2篇。

2.《肠道准备时钟图》申请版权。

3.团队撰写的结肠镜检查科普文章《"中"式驻颜秘方，你踩到重点了吗？》获评中华护理学会优秀科普文章，另一篇被"学习强国"平台录用。

4.3名护士取得中华中医药学会主办的中医护理系列培训结业证书。

5.获得全国及省级奖项共5项。

九、标准化（如图11所示）

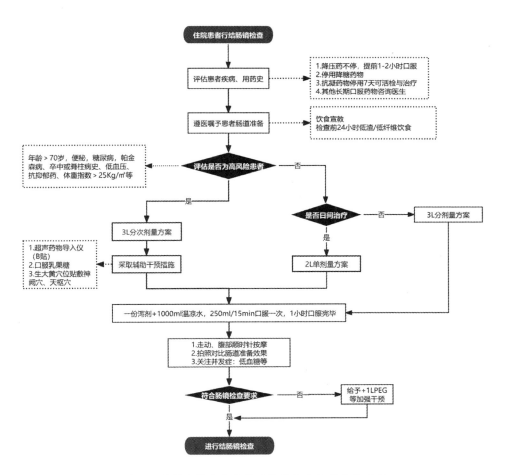

图11 改善后住院患者结肠镜检查前肠道准备流程

十、总结与改进

（一）可复制经验

1.以新政为导向，围绕"提高护理质量，促进护理服务贴近患者、贴近临床、贴近社会"等核心内容开展此次项目。

2.以患者需求为导向，设计的肠道准备时钟图可推广应用，对于老年肠镜检查患者尤为适用。

3.以学科联盟为依托，通过中西医结合等多举措，给予个性化的干预方案，改善肠镜检查体验和肠道准备状态。

4.结合循证依据，依托多学科支持，落实项目每个环节。

（二）遗留问题

AI手段使用不足，信息平台工具使用仅限于传播视频、调查观看成果，没有全面调动操作对象（患者）的参与度。

（三）下一步计划

借助科研经费支持，依托当前健康教育平台，进行深度设计，给予患者游戏体验般的肠道准备。

参考文献

[1] Sung H, Ferlay J, Siegel R L, et al. Global Cancer Statistics 2020: GLOBOCAN Estimates of Incidence and Mortality Worldwide for 36 Cancers in 185 Countries [J]. CA: A Cancer Journal for Clinicians, 2021, 71 (3): 209-249.

[2] Gao H, Liu C, Yuan X, et al. Face-to-Face Instruction and Personalized Regimens Improve the Quality of Inpatient Bowel Preparation for

Colonoscopy [J]. Digestive Diseases and Sciences, 2022, 67 (8): 3592–3600.

[3] Barkun A N, Martel M, Epstein I L, et al.The Bowel CLEANsing National Initiative(BCLEAN): High-Volume Split-Dose versus Low-Volume Split-Dose Polyethylene Glycol (PEG)Preparations-A randomized controlled trial [J]. Clinical Gastroenterology and Hepatology: The Official Clinical Practice Journal of the American Gastroenterological Association, 2022, 20(6): 1469–1477.

[4] Fang J, Wang S L, Fu H Y, et al. Impact of gum chewing on the quality of bowel preparation for colonoscopy: an endoscopist-blinded, randomized controlled trial [J]. Gastrointestinal Endoscopy, 2017, 86(1): 187–191.

[5] Lee J, Lee E, Kim Y, et al. Effects of gum chewing on abdominal discomfort, nausea, vomiting and intake adherence to polyethylene glycol solution of patients in colonoscopy preparation [J]. Journal of Clinical Nursing, 2016(3-4): 518–525.

[6] 杨嫚,彭丽芳,等.图文沟通模式宣教对结肠镜检查患者肠道准备清洁度与结肠息肉检出率的影响[J].中华现代护理杂志, 2019, 25(11): 1425–1428.

[7] 陈姗姗,谢晓宁,张婷婷,等. 不同剂量复方硫酸钠聚乙二醇散溶液对结肠镜检查前肠道准备合格率的影响[J]. 护理与康复,2023,22(7):53–55.

[8] Jeon S C, Kim J H, Kim S J, et al. Effect of sending educational video clips via smartphone mobile messenger on bowel preparation before colonoscopy [J]. Clinical Endoscopy, 2018, 52(1): 53–58.

本案例由丽水市人民医院提供

主要团队成员：陈骉菲、金丽红、叶淑芳、陈晓红、潘文娟、段晨霞、叶夏燕、王立明、叶洁桐、曹燕、梁雪君、亓艳丽、胡路亚

专家点评

背景与实践意义：案例聚焦于降低住院患者结肠镜检查前肠道准备的不良反应发生率。不良反应如恶心、腹痛等不仅影响肠道准备效果，也降低了患者的检查意愿。该项目通过多学科团队合作，采取了一系列针对性措施，如优化宣教工具、改善泻药口感、量化运动指导和个性化辅助方案，显著降低了不良反应发生率，提升了患者满意度和肠道准备合格率。实践意义在于，通过科学管理和患者中心的服务改进，提高了医疗质量，增强了患者对医疗服务的信任和满意度，对提升结直肠癌的早期诊断率和治疗率具有重要作用。

品管工具与创新点：本案例运用FOCUS-PDCA手法，以降低住院患者结肠镜检查前肠道准备不良反应发生率为主要指标，将指标进行细分，形成关联指标2项：恶心和腹胀发生率。特色之一是多学科团队合作，整合消化内科、中医科等不同专业领域的知识和经验，为患者提供了全面的支持。创新之处在于实施了一系列针对性的对策，如开发肠道准备时钟图、自制口味改善的辅助品、推广太极清肠操等，这些对策不仅基于循证医学，还融入中医元素，体现了中西医结合的特色。此外，项目还注重患者教育和体验，通过视频教育、个性化指导等手段，提高了患者的参与度和依从性，从而提升了肠道准备的质量。

改进意见：（1）测量系统可靠性问题：项目中腹胀、恶心均是主观感受，如何界定最好能进一步细化，要明确对测量人员如何培训，确保采集数据可靠性。（2）原因分析：建议结合文献和现有发生不良反应的患者病历资料进行分析，增加真因分析过程的科学性和合理性。（3）鱼骨图绘制建议按规范要素展开，如人、机、法、料、环、测展开分析，最好展开到三个层次，要分析到末端。（4）工具应用灵活性：本项目识别出2个改进重点，均采用鱼骨图进行分析，建议采用关联图等进行分析，减少分析工作量。

点评专家：鲍丽娜　朱玲凤

基于 HFMEA 的手术重返风险管理

Ⅰ导读
Introduction

　　失效模式和效应分析（Failure Mode and Effect Analysis，FMEA）是一种用于评估在系统、设计、过程和服务中所有可能会发生的故障（问题、错误、风险和利害）的分析技术方法。评估每一个故障的严重度、发生频度和可检测度，根据其造成的影响程度，帮助确定改善措施优先组别，协助选择最优设计方案，并进一步通过事前预防有效改善风险的流程，可用于提高产品或服务的质量、可靠性以及安全性。

一、项目选定

（一）项目背景

1.政策背景

2022年3月1日，国家卫健委办公厅印发《2022年国家医疗质量安全改进目标》，提出降低非计划重返手术室再手术率的改进目标。要求医疗机构进一步加强手术管理，保障手术相关管理制度落实到位；建立非计划重返手术室再手术多部门联合监测及评价机制。

2022年12月6日，国家卫健委办公厅印发《医疗机构手术分级管理办法》，要求加强医疗机构手术分级管理，规范医疗机构手术行为，提高医疗质量，保障医疗安全，维护患者合法权益。

2022年12月6日，国家发布《三级医院评审标准（2022版）》，将手术患者术后48小时/31天内非预期重返手术室再手术率列入医疗服务能力与医院质量安全的重点指标。国内有研究表明，重返手术室的病例死亡率明显高于全体手术病例的死亡率，前者是后者的4倍。

2.项目必要性

非计划重返手术室再手术率是行业通用的反映手术质量安全的指标之一。非计划再手术不仅增加了患者的痛苦，增加了平均住院日和医疗费用，且降低了医生的自信心。《国家医疗服务与质量安全报告》显示，我国非计划重返手术室再手术率近年来未见明显改善。2021年全国非计划重返手术室再手术率为1.86‰，2021年浙江省非计划重返手术室再手术率为1.44‰，而浙江大学医学院附属第二医院（简称浙医二院）2022年非计划重返手术室再手术率为1.3‰，较2021年的1.1‰有所上升。为了更好地为医院效率医疗的开展保驾护航，浙医二院从系统观念出发，拟通过HFMEA主动评估手术管理风险，采取系统化的有效措施，建立多层防御体系，消除各类缺陷或漏洞，降低非计划重返手术室再手术率。

（二）选定主题

1.项目名称

确定项目名称为基于HFMEA的手术重返风险管理。

2.定义流程及范围

高风险流程：手术重返风险管理流程，从患者门诊评估确定手术直至患者术后出院（不包括急诊手术及日间手术）。

二、成立小组

在医疗副院长牵头下，成立由医务部、护理部、质量管理办公室、麻醉手术部（含麻醉科和手术室护理团队）、普外科、神经外科、人工智能与信息化部等多部门组成的质量改进小组（见表1）。

表1　质量改进小组及分工

部门	姓名	分工	部门	姓名	分工
医务部	潘××吴××	多学科协调及项目设计	护理部	钱××	数据信息采集
	俞×	多学科协调及进度把控		项××	方案选择及优化
	马×	查新及方案设计	麻醉手术部	钟××	数据信息采集
质量管理办公室	吕×	质量监控	普外科	蔡××	方案选择及优化
人工智能与信息化部	鲁××	软件设计及优化	神经外科	王×	数据信息采集

三、制订活动计划表

小组成员经过讨论，制订活动计划表（见表2）。

表2　活动计划

步骤	1	2	3	4	5	6	7	8	9	10	11	12	负责人
项目选定	═												潘×× 吴××
成立小组	═												吴×× 俞××
制订活动计划		═											俞×× 马×
绘制现况流程			═										吕×
危害与决策树分析			═										钱× 鲁××
失效原因分析				═									钱× 项××
改善行动				═									钟××
改进措施实施					══	══	══	══	══	══			吴×× 俞×× 王×
新流程实施效果确认											══	══	王× 蔡×
项目总结												═	俞× 马×

四、绘制现况流程图

项目组成员充分开展头脑风暴，基于思维导图查找围术期关键特性（如图1所示），并绘制现况流程图（如图2所示）。

流程起点：患者门诊评估确定手术。

流程终点：患者术后出院。

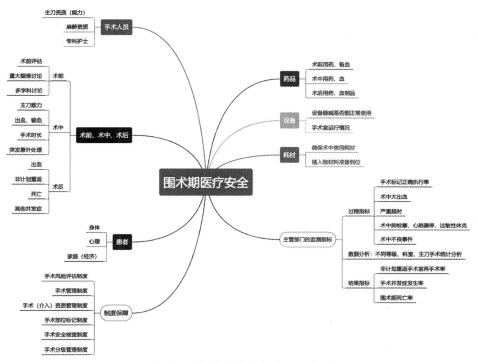

图 1　围术期关键特性相关思维导图

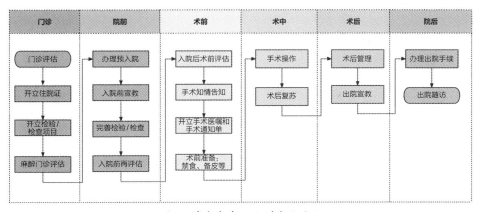

图 2　手术患者入院到出院流程

五、危害与决策树分析

（一）失效危害分析

分析手术患者入院到出院流程中的失效模式（见表3），从失效模式的严重度、发生概率两个维度进行评分，确定失效模式的危害评分。①

表3　失效模式和危险评估

环节	子流程	失效模式		危险评估		
		失效点	失效影响	严重度	发生概率	危害评分
门诊	门诊评估	门诊评估不全面（用药史等）	患者身体状况评估不足	3	2	6
	开具住院证及检查项目	检查项目开具不全	术前检查不到位，增加手术风险	4	3	12
	麻醉评估	评估不到位	增加患者麻醉风险	4	1	4
院前	办理预住院	手术相关事宜告知不全（如药物等要求）	增加手术风险	3	2	6
		患者不理解入院相关告知事宜	术前事宜无法配合	2	1	2
	检查/检验	检查/检验漏做	术前检查不到位	4	1	4
术前	入院后术前评估	检验/检查报告未全面查阅（凝血功能等）	显著增加手术风险	3	2	6
		患者用药情况未评估（抗凝药等）	增加手术出血风险	4	4	16
		患者既往病史评估不全（糖尿病、高血压等）	影响手术风险评估的准确性	4	3	12

① 全体成员就每个失效模式，从严重度、发生率进行评分，严重度1~4分，1分为轻微影响或对手术管理流程没有影响，4分表示对手术流程产生重大影响；发生率1~4分，1分表示极少发生甚至不发生，4分表示一定会发生。

续表

环节	子流程	失效模式		危险评估		
		失效点	失效影响	严重度	发生概率	危害评分
术前	入院后术前评估	患者现状评估不全	影响手术决策和方案制定	4	1	4
		手术方案欠佳	手术风险增加，治疗效果不佳	4	3	12
	手术谈话	手术风险告知不全	患者做出错误的决策	3	1	3
		没有告知可替代方案	患者无法做出最适合自己的治疗决策	3	1	3
	开具手术医嘱及手术通知单	手术方式开具不准确	手术风险增加	2	1	2
		信息系统信息传输不全/不准确	医生无法获取患者完整的信息，从而制定出错误的手术方案	2	1	2
术中	手术操作	手术操作不规范	手术效果不佳	4	1	4
		手术器械准备不全	手术延误	3	2	6
		手术止血不充分	术后出血	4	1	4
		术中吻合不彻底	多种严重的并发症	4	1	4
		手术时间长	并发症发生率	3	2	6
术后	术后管理	病情和生命体征观察不到位	错过最佳救治时机	3	2	6
		术后引流管管理不到位（折叠、脱落、高度不对等）	引流不畅，感染风险增加	4	1	4
		术后活动过度	影响伤口愈合和手术效果	3	2	6
		病情处置不及时	错过最佳治疗时机	4	1	4
		健康宣教不到位	患者遵医嘱行为差	3	2	6
		对出现并发症的改进不及时	影响患者康复进程	3	3	9
院后	出院管理	患者出院后自我管理不到位	病情复发或恶化	2	2	4

（二）决策树分析

针对失效模式，根据危害评分，进行决策树分析（见表4）。

表4 决策树分析

环节	子流程	失效模式		危险评估			决策树分析			行动
		失效点	失效影响	严重度	发生概率	危害评分	单个弱点	现有控制	易侦测	
门诊	门诊评估	门诊评估不全面（用药史等）	患者身体状况评估不足	3	2	6	N	—	—	N
	开具住院证及检查项目	检查项目开具不全	术前检查不到位，增加手术风险	4	3	12	—	N	N	Y
	麻醉评估	评估不到位	增加患者麻醉风险	4	1	4	N	—	—	N
院前	办理预住院	手术相关事宜告知不全（如药物使用等要求）	增加手术风险	3	2	6	N	—	—	N
		患者不理解入院相关告知事宜	术前事宜无法配合	2	1	2	N	—	—	N
	检查/检验	检查/检验漏做	术前检查不到位	4	1	4	N	—	—	N
术前	入院后术前评估	检验/检查报告未全面查阅（凝血功能等）	显著增加手术风险	3	2	6	N	—	—	N
		患者用药情况未评估（抗凝药等）	增加手术出血风险	4	4	16	—	N	N	Y
		患者既往病史评估不全（糖尿病、高血压等）	影响手术风险评估的准确性	4	3	12	—	N	N	Y
		患者现状评估不全	影响手术决策和方案制定	4	1	4	N	—	—	N
		手术方案欠佳	手术风险增加、治疗效果不佳	4	3	12	—	N	N	Y

环节	子流程	失效模式		危险评估			决策树分析			行动
		失效点	失效影响	严重度	发生概率	危害评分	单个弱点	现有控制	易侦测	
术前	手术谈话	手术风险告知不全	患者做出错误的决策	3	1	3	N	—	—	N
		没有告知可替代方案	患者无法做出最适合自己的治疗决策	3	1	3	N	—	—	N
	开具手术医嘱及手术通知单	手术方式选择不准确	手术风险增加	2	1	2	N	—	—	N
		信息系统信息传输不全或不准确	医生无法获取患者完整的信息，从而制定出错误的手术方案	2	1	2	N	—	—	N
术中	手术操作	手术操作不规范	手术效果不佳	4	1	4	N	—	—	N
		手术器械准备不全	手术延误	3	2	6	N	—	—	N
		手术止血不充分	术后出血	4	1	4	N	—	—	N
		术中吻合不彻底	多种严重的并发症	4	1	4	N	—	—	N
		手术时间长	并发症发生率	3	2	6	N	—	—	N
术后	术后管理	病情和生命体征观察不到位	错过最佳救治时机	3	2	6	N	—	—	N
		术后引流管管理不到位（折叠、脱落、高度不对等）	引流不畅，感染风险增加	4	1	4	N	—	—	N
		术后活动过度	影响伤口愈合和手术效果	3	2	6	N	—	—	N
		病情处置不及时	错过最佳治疗时机	4	1	4	N	—	—	N
		健康宣教不到位	患者遵医嘱行为差	3	2	6	N	—	—	N
		对出现并发症的改进不及时	影响患者康复进程	3	3	9	—	N	N	Y
院后	出院管理	患者出院后自我管理不到位	病情复发或恶化	2	2	4	N	—	—	N

六、失效原因分析

根据决策树分析结果，开展失效原因分析（见表5）。

表5　失效原因分析

子流程	失效模式			危险评估			决策树分析			行动
	失效点	失效原因	失效影响	严重度	发生概率	危害评分	单个弱点	现有控制	易侦测	
开具住院证及检查项目	检查项目开具不全	检查漏开、没有相应检查套餐医嘱、信息系统运转慢	术前检查不到位，增加手术风险	4	3	12	−	N	N	Y
入院后术前评估	患者用药情况未评估（抗凝药等）	术前未全面询问用药史	增加手术出血风险	4	4	16	−	N	N	Y
	患者既往病史评估不全（糖尿病、高血压等）	术前未全面询问基础疾病史	影响手术风险评估的准确性	4	3	12	−	N	N	Y
	手术方案欠佳	对于病情复杂患者未进行多学科会诊，四级手术术前未讨论	手术风险增加，治疗效果不佳	4	3	12	−	N	N	Y
术后管理	对出现并发症的改进不及时	对于并发症的讨论机制不够完善，培训效果欠佳	影响患者康复进程	3	3	9	−	N	N	Y

七、改善行动

根据失效原因，小组成员再次进行头脑风暴讨论行动计划，最后确定改进对策如下（见表6）。

表6 改善行动

序号	失效点	失效原因	改善类型	行动计划	严重度	发生概率	危害评分	成效指标
					危害评估			
对策一	患者用药情况未评估（抗凝药等）	术前未全面询问用药史	控制	医务部、药学部等多部门联合防范出血风险，重点监控围术期抗凝药品使用	4	4	16	患者用药评估率100%
对策二	检查项目开具不全	检查漏开、没有相应检查套餐医嘱、信息系统运转慢	控制	规范院前检查，防止术前遗漏必要的检查	4	3	12	术前检查开立完整率100%
对策三	患者既往病史评估不全（糖尿病、高血压等）	术前未全面询问基础疾病史	控制	由内分泌专科主导的全院血糖管理体系助力术前血糖管理	4	3	12	患者术前血糖管理率100%
对策四	手术方案欠佳	对于病情复杂患者未进行多学科会诊，四级手术术前未讨论	控制	开展术前多模式MDT	4	3	12	疑难病例术前讨论完成率100%
对策五	对出现并发症的改进不及时	对于并发症的讨论机制不够完善，培训效果欠佳	控制	多维度分析改进和培训	3	3	9	问题改进完成率100%

八、改进措施

1.医务部、药学部等多部门联合防范出血风险，重点监控围术期抗凝药品使用。

（1）门诊初次评估：门诊诊间除评估病情外，重点评估患者出血风险，评估是否服用抗凝药物，给出合理的术前停药建议。

（2）入院前再次评估：入院前结合患者既往病史、临床症状、临床诊断等完成相关术前检查后，手术医师评估手术适应证，麻醉医师评估麻醉风险，并对患者术前药物如抗凝药物使用等再次进行专项评估。

（3）强化院前宣教：院前宣教时讲解长期服药注意事项，重点强调抗凝药物停药建议，亦可通过互联网医院推送宣教视频链接供患者反复观看。

（4）将抗凝药物使用规范率作为2023年院级患者安全目标监控指标，重点监控患者围术期抗凝药品用药安全。

2.规范院前检查流程，防止术前遗漏必要的检查

梳理术前检查套餐：医务部提供择期和日间手术病种，临床科室完善检查套餐，院前准备中心专人维护检查套餐优化。医生根据套餐选择必要的术前检查，防止术前遗漏检查。

3.由内分泌专科主导的全院血糖管理体系助力术前血糖管理

由内分泌专科主导的全院血糖管理体系通过全院血糖一体化管理、个体化降糖方案、精细化和个案化管理等措施，有效助力术前血糖管理，减少患者因血糖控制不佳造成的手术暂停，提高患者的治疗效果和生活质量。

由内分泌专科主导、临床专科参与的全院血糖综合管理平台，在预住院病人列表中增加"血糖管理状态"图标，显示患者当前的血糖情况和多学科协同管理状态，实现全院患者血糖状态集成、监测、预警和专科主动干预功能，提升全院血糖管理水平，减少围术期血糖相关不良事件的发生。

4.开展术前多模式MDT

术前由多学科资深专家以共同讨论的方式，尤其是四级手术，综合评估，为患者共同制定科学、合理、规范的最优手术及麻醉方案。便捷、高效的多模式MDT，包括国内首创的自助点单式MDT门诊、住院患者多学科专家现场讨论，以及适用于一院多区模式的钉钉群线上直播讨论、专家线上和线下相结合讨论等，更好地支持手术安全，降低手术风险。针对一些疑难的病种，医院建立了围术期疑难救治团队。比如针对颅内的感染，建立了一个复杂颅内感染救治团队，整合了神经内科、神经外科、感染科、重症医学科、检验科等相关学科。一旦碰到复杂、疑难的颅内感染患者，就启动MDT，团队群策群力共同解决围术期的颅内感染问题。医院还有重症胰腺炎救治团队（包含肝胆、胃肠、消化、介入、超声、放射等）、夕阳红项目（骨科、麻醉科、呼吸科针对老年人的髋部骨折）、快速响应的"999"和ECMO团队等。对于一些复杂疑难病例，并非一次讨论就能解决问题，往往需要持续跟进，反复多次讨论和干预，直到将患者救治稳定乃至康复出院为止。

5.多维度分析改进和培训

（1）借助数字化平台完善手术重返管理

①医院不良事件系统的手术并发症及手术重返的监管。医院进一步完善手术并发症报告制度和不良事件管理平台无责上报机制，通过数字化手段不断完善手术并发症管理工作。利用数字化平台对不良事件上报数据开展多维度、多层次分析，提升问题分析能力；通过集成决策树、鱼骨图、5W法等质量管理工具，系统化、标准化分析解决问题；通过人工智能辅助自动预警、转办和提醒等功能，实施不良事件闭环管理，有超时分析提醒和汇总功能，可有效追溯不良事件发生因素，管理部门能更好地查阅流转情况。主动上报和查漏报机制相结合，临床科室须在5个工作日内反馈改进措施，医院监控5个工作日处理率。

②监控到非计划重返手术室较多的重点科室，实行科室层面PDCA改进。出血是手术常见并发症之一，在医院非计划重返手术室的原因中占比达65%，为此，医院针对术后出血问题突出的科室、病种进行分类剖析和质量改进，心脏大血管外科、神经外科、肝胆胰外科、甲状腺外科等重点科室术后出血所致非计划重返手术室分别下降了31%、27%、24%、23%。

③数据与资质管理融合，赋予更好的动态管理，由新系统智能化实现。新增不同类型的资质权限：手术资质只允许新增本科室已经审核通过的手术包，对于通过维护的规则自动判断申请的资质中所存在的风险条件，对于通

过病案首页自动统计手术包中标记为主手术的例数。供各个科室、医务部多维度查询资质授权情况：按医师可查看各个医师已授权、未授权的资质；按资质可查询各个资质下哪些医师已有该权限，支持手动授权、暂停授权、作废授权。系统根据手术并发症、手术量等数据动态调整手术资质，做到"能进能出"。

（2）举行双"M"会议：死亡病例和并发症讨论会（mortality and morbidity meetings）

定期举行死亡病例和并发症专题研讨会，遴选一些典型案例，每周四早上7点，在各院区轮流进行，并邀请相关学科专家做点评，深入剖析讨论，鼓励外科医生在发生并发症后积极复盘、讨论、反思，拓宽复杂疑难疾病诊治思路，从问题中汲取经验，避免下次做同样的手术时再次发生类似并发症，并把这种习惯作为工作常规，从而促进医疗质量的提升。

（3）落实医疗质量提升培训

针对发现的问题，医院通过"手术安全月""医疗安全百日专项行动"等专题活动，落实强基培训，加强薄弱环节管理。

九、新流程实施的效果确认

（一）危害评分改善情况（见表7）

表7　HFMEA改进前后的危害评分比较

失效模式	原因	HFMEA改进前			HFMEA改进后		
		严重度	发生率	危害评分	严重度	发生率	危害评分
患者用药情况未评估（抗凝药等）	术前未全面询问用药史	4	4	16	4	1	4
检查项目开具不全	医生忙、没有相应检查套餐医嘱、信息系统运转慢	4	3	12	4	1	4

续表

失效模式	原因	HFMEA 改进前			HFMEA 改进后		
		严重度	发生率	危害评分	严重度	发生率	危害评分
患者既往病史评估不全（糖尿病、高血压等）	术前未全面询问基础疾病史	4	3	12	2	1	2
手术方案欠佳	病情复杂患者未进行多学科会诊，四级手术术前未讨论	4	3	12	2	1	2
对出现并发症的改进不及时	对于并发症的讨论机制不够完善、培训效果欠佳	3	3	9	1	1	1

2.有形成果

手术总量2023年较2022年增加23230例的情况下，非计划重返手术室再手术率2023年较2022年降低0.4‰（如图3所示）。可见，经过HFMEA改进一年的实施，非计划重返手术室再手术率明显降低，经手术管理委员会专家讨论决定，"基于HFMEA的手术重返风险管理"项目正式结题，建议再持续监控。

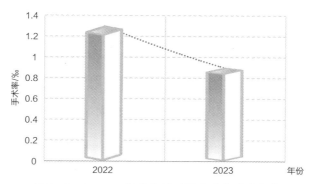

图3　2022—2023年非计划重返手术室再手术率

3.附加效应

（1）2024年3月11日，国家卫健委办公厅《卫生健康工作交流》（第61期）全面提升医疗质量行动工作专刊（第1期）分享浙江大学医学院附属第二医院重预防早干预降低手术并发症管理经验。

（2）2024年3月28日，国家卫健委医院管理研究所领导带领专家一行莅临浙江大学医学院附属第二医院对"手术质量安全提升行动"进行专题调研工作，对该医院在手术质量安全提升行动中的工作给予了高度评价。

（3）2024年5月，"基于HFMEA的手术重返风险管理"项目荣获2024年浙江省医院品管大赛金奖。

（4）2024年10月，"织密手术安全网：手术重返风险的精准防控策略"项目荣获第八季中国医院管理奖银奖。

十、项目总结

1. 标准化

（1）修订手术（介入）资质管理制度。

（2）医生术前评估，将标准化信息格式根据询证要求嵌入信息系统。

2. 检讨与改进

目前信息化水平尚未满足管理要求，四级手术管理落实需进一步加强。下一步将建立完善医务管理系统中的手术信息管理模块，融合手术分级管理，建立手术风险预警机制，结合患者年龄、性别、病史、用药史等特征；通过大数据挖掘、学习，综合分析、预警手术风险，手术风险提示、防范措施指引，最新医务管理系统将实现手术全生命周期管理。

本案例由浙江大学医学院附属第二医院提供

主要团队成员：潘胜东、吴培林、俞斌、马浩、吕娜、钱维明、

项海燕、钟寅波、蔡浩雷、王淳、鲁慧哲

专家点评

背景与实践意义：本案例围绕手术重返风险管理问题展开，旨在降低非计划重返手术室的再手术率。非计划重返手术不仅会增加患者的健康风险和医疗费用支出，其发生率本身也是反映医疗质量的重要负性指标。该项目有利于对手术管理流程实行全面评估与改进，也符合国家卫健委《手术质量安全提升行动方案（2023—2025）》的目标要求，具有重要的实践意义。

品管工具与创新点：本案例采用 HFMEA 作为主要改善工具，通过主流程和子流程梳理，针对该院手术重返问题进行失效模式分析，识别每个步骤的具体失效模式，找到具体的失效原因，确定失效后果并根据评分和决策树分析，对高风险流程开展改善行动，降低了手术重返的发生率，通过改进前后危害评分计算比较，可知改进取得了显著的成效。创新点在于通过多学科协作，结合数字化平台和实时监控机制，确保手术管理的全流程可追溯与改进。项目还引入了多学科专家讨论机制，有效提升了方案制定的科学性和合理性。

改进意见：（1）根据临床管理实践，非计划重返手术的原因除以上术前评估不全及手术方案讨论不足等问题外，医生自身手术水平也是关键，本案例失效的原因建议进一步深入分析讨论。（2）建议增加患者术前教育的内容，帮助患者更好地理解手术流程和风险，从而增强其依从性。（3）在高风险流程中排除了日间和急诊手术，这两种类型的手术作为常规需要高度关注重返率的手术类型，建议纳入管理范围。

专家点评：张政　冯志仙

一例手术患者因标本遗失导致
需再次活检手术的根本原因分析

I导读
Introduction

　　根本原因分析（RCA）是一种结构化的问题处理法，通过协助组织找出作业流程中及系统设计上的风险或缺点，并采取相应的措施，预防不良事件的再次发生。在组织管理领域内，RCA能够帮助利益相关者发现组织问题的症结，并找出根本性的解决方案。RCA的核心理念为分析整个系统及过程，找出预防措施，而非个人执行上的过错与责任，营造一种安全文化。其具体实施分为四个阶段：组成团队、调查事件及确认问题，找出直接原因，确认根本原因，制订并执行改进计划。

一、团队概况

RCA团队于2022年8月组队，由组长1名、辅导员1名、队员10名组成，团队构建涉及医疗、护理、医技、行政、信息五大部门，成员平均工作年限超18年，均具备较强的专业知识和管理经验。团队核心领导为麻醉手术科副护士长，具有丰富的手术室工作管理经验，能熟练运用质量管理工具和RCA分析法。辅导员为副院长，负责医院质量和不良事件管理，在主导团队的同时确保决策和改进的高效实施。质控办引导者，具备较强的事件分析技巧，同时在项目引领和推动上发挥关键作用。其他成员均为管理和临床的核心力量，展现出强大的团队精神和协作执行力。

一、问题定义

（一）事件简述

患者A：伍××，男，82岁，病案号：104*****，于2022年8月23日13：10入8号手术间，于13：25在全麻下行经直肠前列腺穿刺活检术，术中共采集12个标本，未盖好标本瓶盖，放置在托盘车上。术后医生占用电脑开病理申请单及处理医嘱，其间下一台洗手护士进入手术间协助将标本瓶盖盖上，推至手术间一角。巡回护士A将手术患者送至恢复室，返回手术间，发现手术间电脑被占用，随即准备下一台手术。巡回护士A遗忘打印手术标本条码（把条码粘贴于标本瓶），手术医生遗忘将标本送至标本间放置，巡回护士A也未到标本间核对标本。16：00巡回护士A准备第二天手术用品时，将装有患者A标本的标本瓶放在9号手术间备用。

8月24日第一台手术，患者B：陈××，男，病案号：104*****，手术名称：经直肠前列腺穿刺活检术。巡回护士B恰巧使用了患者A未送检的标本瓶，导致两位患者的病理标本被放置在同一标本瓶内，并被送检。

8月28日，手术医生查询不到患者A的病理报告，发现病理标本遗失。

8月30日，患者B报告结果显示：标本瓶内有两份不同患者的病理标本，检验结果皆为前列腺癌。

9月2日，经调阅手术室监控发现患者A和患者B病理标本混放，随即通知患者A回院再次实行活检手术，并告知有前列腺癌风险，患者A表示拒绝再次手术，医院最终支付经济赔偿。

事件背景：

《中华人民共和国民法典》规定，患者在诊疗活动中受到损害，医疗机构或或其医务人员有过错的，由医疗机构承担赔偿责任。

《医疗事故技术鉴定暂行办法》第三十六条规定，医疗事故中医疗过失行为责任程度分为：完全责任、主要责任、次要责任、轻微责任。完全责任是指医疗事故损害后果完全由医疗过失行为造成（赔偿全部损失的100%）。而医疗责任事故内容包括：检验病理放射等技术检查中，发生标本丢失或标本错误。

通过国内外文献查阅，得知外科标本采集是医院每天进行的常规操作。手术标本是诊断患者疾病和确定治疗方案的重要依据，是疾病诊断的金标准，同时是医疗法律的有效证据。手术标本处理不当会导致治疗延迟、治疗选择不当或漏诊增加可预防伤害的风险。手术标本错误可发生在操作过程中的任何阶段，但大多数发生在预分析阶段（病理检查前的步骤），研究显示，手术标本相关错误的发生率为45%~71%，但是可以通过多学科合作进行质量改进，预防并减少手术标本差错。实现手术标本安全管理，也一直是手术室护理工作重点探讨的内容。

（二）异常事件决策树分析法（IDT）

异常事件决策树分析法如图1所示。

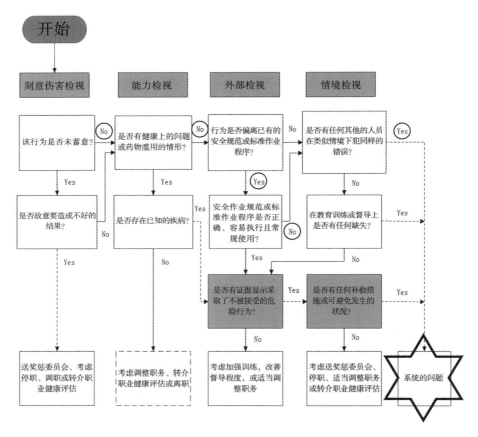

图1 异常事件决策树分析法

IDT根据刻意伤害检视、能力检视、外部检视、情境检视四个维度的分析，对RCA的必要性进行评估，分析判定本次不良事件由系统问题造成。

（三）异常事件严重度（SAC）与再发频率识别分析

异常事件严重度（风险）评估（Severity Assessment Code，SAC），是以损害严重程度与事件发生频率为两轴呈现的风险矩阵。

1. 严重度与再发频率识别

回顾查看台州市第一人民医院不良事件反馈系统，统计2021—2022年标本遗失事件，共计发生病理标本不良事件2起。

根据SAC评估，本案例危害程度（临床结果）属于中度（见表1），事件1~2年数次，故SAC归属于Ⅱ级（见表2）。

表1　异常事件严重度（风险）评估准则

结果 频率	严重	重度	中度	轻度	轻微
数周	1	1	2	3	3
1年	1	1	2	3	4
1~2年	1	2	2	3	4
2~5年	1	2	3	4	4
5年以上	2	3	3	4	4

表2　事件的危害程度（临床结果）

严重 （警讯事件）	重度 （Ⅰ级不良事件）	中度 （Ⅱ级不良事件）	轻度 （Ⅲ级不良事件）	轻微（Ⅴ级不良 事件、接近失误）
病人因非疾病因素死亡，或有以下状况： 1. 手术部位或病人身份错误 2. 院内自杀 3. 器物或物料留置 4. 血管内气栓塞致死或导致严重神经学后遗症 5. 输血相关之溶血反应 6. 药物错误致死 7. 产妇致死或生产所致之严重后遗症 8. 新生儿遗失或抱错婴儿	病人因非疾病因素造成永久性功能丧失，或有以下情况： 1. 因医疗意外致容貌毁损 2. 心智障碍病人走失 3. 对病人或医院员工发生身体、语言恐吓或威胁事件	病人因非疾病因素造成永久性功能障碍，或有以下情况： 1. 因医疗意外事件造成住院时间延长 2. 因医疗意外事件需后续手术处置	病人因非疾病因素导致医疗照护之增加，包括以下情况： 1. 再评估或诊断 2. 额外的医疗处置 3. 转至其他医疗机构	病人虽然发生意外事件，但是未造成任何伤害也无需额外的医疗照护

（四）确立问题

2022年8月23日，麻醉手术科，一例经直肠前列腺穿刺活检术患者标本遗失，导致患者需再次活检手术。

（五）活动计划安排

根据时间安排，团队制订了2022年9月—2023年3月活动计划甘特图（如图2所示）。

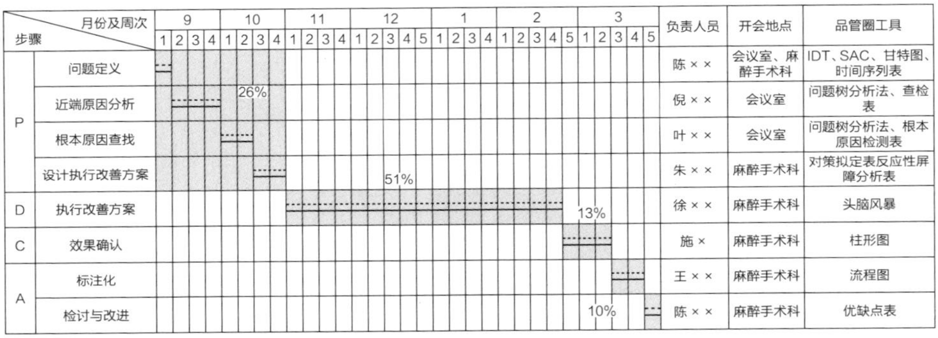

图2 甘特图

（六）事件调查

1. 调查前准备（见表3）

表3 事件调查计划

调查项目			收集内容
内部资料	人员访谈	相关职能部门	医务部、护理部、信息科
		临床科室	泌尿外科、麻醉手术科、病理科
	设备调查		调阅监控、电脑、标本条码打印机、标本瓶、标本瓶的包装盒子、托盘、治疗车
	记录查看		不良事件报告、培训记录、护理记录单、手术安全核查表、手术标本登记表、手术排班表、手术排程表
	现场地点		麻醉手术科8号、9号手术间，标本间，病理科

调查项目		收集内容
内部资料	制度、流程	手术标本送检制度（麻醉手术科 -ZD-006），手术病理标本管理流程（麻醉手术科 -LC-003），病理科标本接收、不合格标本处理及登记制度（TZSSYY-BLY-ZD-0019-01B-2021）
外部资料	文献查询、法律文件	查询相关文献、类似事件发生情况、原因以及应对措施
事前准备工具		笔记本、录音笔、手机（摄像）、纸笔

2. 事件相关信息收集及分析

（1）人员访谈（说明）

通过对巡回护士A、接台洗手护士、巡回护士B、助手医生、主刀医生、病理科标本接收人员（窗口护士）、病理科主任、麻醉手术科护士长、泌尿外科护士长、泌尿外科主任、信息科人员访谈资料的收集，了解事件发生的经过。

（2）观察资料

观察资料通过监控回放收集。通过监控确认系医护遗忘处理患者A的标本，两位手术患者的标本被放在同一标本瓶内。

（3）物证

患者标本遗失事件发生后，立即封存影像资料，并通过现场场景还原，同时对标本瓶、标本瓶的包装盒子、托盘、治疗车、电脑、标本条码打印机等物品展开调查取证。

（4）书面资料收集

①收集查看手术标本送检制度（麻醉手术科-ZD-006）、手术病理标本管理流程（麻醉手术科-LC-003），制度流程中均写明留置标本和接收标本的流程与要求。但病理系统更新后，实际上工作流程已更改为：手术医生在术后开具病理申请单，护士再打印病理标签，这导致巡回护士术后工作量大，未能及时处理标本标签打印。

②病理科标本接收、不合格标本处理及登记制度（TZSSYY–BLY–ZD–0019–01B–2021）中写明标本接收要求，对标本计费的操作流程无体现无规定。

③在手术护理记录单、手术安全核查表中的文书书写记录中，巡回护士对手术标本数量需经过确认后书写登记，然而在工作中护士没有执行核对操作。

④查看手术排班表与手术排程表，当天共有9台手术，其中涉及同类型手术5台。从当时的工作情况以及手术排程情况来看，所有安排均符合标准，可在工作时间内完成手术，可排除因工作负荷过高造成此次的错误。

（5）外部资料收集

①国外：为了深入了解并优化医院的手术标本管理流程，我们进行了详尽的文献查阅，重点关注国外在这一领域的实践经验和先进做法。通过对比分析不同国家的手术标本管理流程发现，医疗机构对外科手术标本大多采用分阶段管理，这与医院现行的"时间节点"管理一致。

外科手术标本三阶段管理流程：分析前阶段（即标本采集至到达实验室的时间）、分析阶段（即在病理实验室对标本进行分析）、分析后阶段（即将分析结果记录并传递给外科医生）。

②国内：与省、市级医院对比，咨询了省级医院浙医一院麻醉手术科、浙江大学医学院附属邵逸夫医院手术室，并与市内同级（三级甲等）医院交流了标本管理流程。在台州市第一人民医院，因病理申请单系统递交后"术中所见"内容不能修改，手术医生在术后开病理申请单后护士方可打印病理标签、核对标本。因接台手术安排紧凑，手术护士需安排患者运送、完善手术护理文书书写等系列工作，术后工作量不能合理有效地前置安排，有扎堆现象，这可能导致工作疏忽或遗漏，进而引发安全隐患或不良事件。

（6）文献查阅

病理标本差错中，差错原因有多种，实验室专业人员发现，这一过程的分析前阶段（病理检查前的步骤）提供了最大的犯错机会。每1000个标本中有0.4个错误，主要集中于手术标本识别过程中的错误。其中标本标签的标识错误比较常见，措施中医生术前开具病理申请单，巡回护士在标本离体后打印条码贴于标本容器上，术前、术中、术后执行医护双人核对为有效且合理的操作流程。

通过上述一系列严谨的人员访谈、现场物证搜集以及书面资料的详细查阅，还原了事件发生的具体情境，包括涉及的人员、发生的时间地点以及事件的经过和起因。同时，我们还参考国内外以及省内标杆医院、台州市同级别医院的标本管理制度流程，结合相关新闻信息、文献资料的详尽查阅，全方位、多角度地了解该事件的前因后果，并研究相应的对策措施，以确保类似事件能够得到妥善处理。

3. 叙事时间表

经过搜集与整理，团队获取了包括访谈记录以及相关政策文件等在内的关键资料。为了确保事件经过的准确无误，我们依据这些资料的发生时间，运用叙事表的形式，对事件进行详细的重现。同时，我们召集专业团队对这些资料的真实性以及其潜在的价值进行深入的分析与确认，并依据叙事时间表（略）进行详尽的记录与还原。

叙事时间表确认无误后，于2022年9月7日召集团队成员，针对这个事件比对相关政策、医院制度和流程规范，讨论该事件每个时间段所存在的疏漏及正确做法。

4. 时间序列表（见表4）

表4 时间序列

时间		事件	补充资料	正确做法	是否有差异	缺失问题
8月23日	13:10	患者：伍××，男，82岁，病案号：10****，在8号手术间全麻下行经直肠前列腺穿刺活检术	/			
	13:23	手术开始前执行医护三方核查（手术安全核查并签名）	核对内容详见手术安全核查表第一、第二列	/	否	/
	13:25	手术开始，巡回护士A将标本瓶连同包装盒放置在器械托盘上，分左右放置，中间留置12瓶两列排放，每列6瓶，用黑色水笔在标本瓶对应包装盒子上方注明左、右，在标本盖子均被打开、右侧装盒子上方注明左、右，在侧方注明数字（1~6），标本瓶盖子被打开，右侧42瓶未启用，巡回护士A将标本瓶连同包装盒子放在器械托盘上	标本瓶、固定液呈红色、瓶身较小，无匹配标本瓶尺寸的标签，标本瓶单独放置架	标本瓶粘贴合适尺寸的标签后再留取标本，使用中的标本瓶单独放置	是	①巡回护士A未确认标本瓶为未启用状态 ②未粘贴合适尺寸的标本标签 ③待使用标本瓶与未使用标本瓶混放
	13:30	活检穿刺结束，主刀医生将活检组织采集后排列放置在纱布上，巡回护士A按放好的标本（左侧12瓶）穿刺活检组织于标本瓶内	医生单独执行标本留置程序，其间巡回护士A在电脑前填写各类文书	医护执行双人核对，逐一留置12份标本，并确认标本已留取在标本瓶内	是	医护留置标本时未执行双人核对
8月24日	13:31	标本留置结束，手术一助使用手术间电脑填写病理申请单	手术一助或医生告知护士病理单已开。日常工作中，医护会有沟通，告知病理单已开，可以打印病理标签条码	医生开具常规病理申请单后，提醒巡回护士打印标本标签，并及时粘贴病理标签	是	巡回护士A未打印标本标签

续表

时间	事件	补充资料	正确做法	是否有差异	缺失问题
8月23日 13:33	手术一助继续使用手术间电脑开立医嘱，主刀医生暂时离开手术间	/	手术医生或巡回护士A将标本送至标本室，按固定位置放置于标本冰箱内	是	手术医生／巡回护士A未将标本送至标本室
13:37	下一台手术的洗手护士进入该手术间，发现标本瓶未盖盖，主动帮忙将标本瓶盖盖上，并将盛有标本的器械托盘车推至手术间一角；其间巡回护士A拨打电话通知护工转运患者至恢复室	访谈提取：接台洗手护士帮忙盖标本瓶盖盖后，未告知巡回护士A	巡回护士A在下一台手术开始前到达标本室核对标本并登记。接台洗手护士提醒进入手术间并盖好标本瓶盖后应巡回护士A操作后应做好交接	是	①巡回护士A未在下一台手术开始前到标本室同核对标本并登记；②接台洗手护士提醒进入手术间并且盖好标本瓶盖后未告知巡回护士A
13:38	离室前医护三方签署"已执行三方核查"（手术安全核查表）	监控、访谈提取：医护未在手术患者离室前有效执行医护三方核查单内容（其核查项目无误且已粘贴标签，核对内容详见手术安全核查表第三列）	患者离室前医护按安全核查表上内容认真落实医护三方核查	是	手术医生、巡回护士A、麻醉医生离室前未执行三方核查
13:40	手术患者被转运出手术间，巡回护士A填写手术护理记录单，随即准备下一台手术	手术护理记录单内容中包含"是否有手术标本"且需书写标本数量	巡回护士A填写手术护理记录单时应确认标本已执行	是	巡回护士A未确认填写内容是否执行

续表

时间	事件	补充资料	正确做法	是否有差异	缺失问题
8月23日 16:00	当天8号手术间巡回护士A备第二天8号手术物品时，将8号手术间的标本瓶连同盒子（包括已使用的患者伍××的标本瓶），一起提前放置于9号手术间器械推车下方，供第二天手术备用	准备的标本瓶中有12瓶未送检的标本瓶	手术当天从标本瓶储间拿取当天的手术标本瓶数量	是	巡回护士A提前将标本瓶超量放置于手术间
8月24日 8:20	患者:陈××,男,病案号:10****,在9号手术间全麻下行经直肠前列腺穿刺活检术	/	/	否	/
8:56	9号手术间开始手术,主刀医生取标本,排列在纱布上,巡回护士B在电脑前处理各类护理文书,一名护理实习学生在手术间学习	/	/	否	/
8:57	手术结束,主刀医生准备留取标本,巡回护士B拿器械推车下方标本瓶（带盒子）放置在手术床尾部的架子上,并指导护理实习学生如何留置标本	巡回护士B拿了前一天准备好的标本瓶	/	否	/
8:58	护理实习学生站于巡回护士B一侧,旋开标本瓶盖子,递给巡回护士B,主刀将穿刺活检组织放入标本瓶内,巡回护士B查看标本是否留置在标本瓶内,后旋紧瓶盖,放回原处	巡回护士B未检查标本瓶是否为全新未启用状态,细活取穿刺组织较微小,细节如头发丝,不打开瓶盖较难发现标本瓶已被使用	检查标本瓶为合格未启用状态,粘贴合适尺寸的标本标签,使用中的标取标本,本瓶单独放置	是	①护士B未确认标本瓶为未启用状态;②未粘贴合适尺寸的标本标签;③待使用标本瓶与未使用标本瓶混放

续表

时间		事件	补充资料	正确做法	是否有差异	缺失问题
8月24日	9:19	巡回护士B打印病理标本识别码，与医生核对，并贴于12份标本瓶上	/	/	否	/
	15:57	病理科接收陈××标本	/	/	否	/
8月25日		因伍××患者需办理出院手续，发现出院系统中患者病理检查费用未划价，无法执行出院操作，病区护士随即拨打病理科窗口工作人员电话，要求对伍××患者病理检查费用进行划价，以帮助其办理出院手续，窗口工作人员随即进行划价确认操作	窗口工作人员在进行划价确认操作时未对电脑中的标本信息进行核对（注：此时标本状态仍显示"未打印"）	病理科窗口工作人员对系统中含有未划价项目的出院患者，按照病理标本送检流程进行项目核对，确认无误后进行划价操作	是	对未进入配送流程的标本进行手工划价
8月28日		手术医生查询不到患者A的病理报告，发现病理标本遗失	/	/	否	/
8月30日		患者B报告结果显示：标本瓶内有两份不同患者的病理标本，检验结果皆为前列腺癌	/	/	否	/
9月2日		经调阅手术室监控发现患者A和患者B病理标本混放，随即通知患者A回院再次进行活检手术，并告知有前列腺癌风险，患者A表示拒绝再次手术，医院最终支付经济赔偿	/	/	否	/

5. 确定事件主要问题

对事件中主要问题进行汇总（见表5）。

表5　事件主要问题汇总

序号	缺失问题	正确做法	差异是否导致失误	理由
1	巡回护士A未确认标本瓶为未启用状态	检查标本瓶为合格未启用状态	否	
2	巡回护士A未粘贴合适尺寸的标本标签	粘贴合适尺寸的标本标签后留取标本	是	标本瓶粘贴标签后，医护核对确认后放入标本，保证标本留置正确
3	待使用标本瓶与未使用标本瓶混放	取使用数量的标本瓶，单独放置	是	与未使用的混放容易导致该标本瓶中无标本放置。使用中的标本瓶无独立的放置位置
4	医护留置标本时未执行双人核对	医护执行双人核对，逐一留置12份标本，并确认标本已留取在标本瓶内	否	
5	巡回护士A未打印标本识别码	医生开具常规病理申请单后，提醒巡回护士打印标本识别码，后双人逐一核对，并粘贴识别码	是	手术护士工作较忙，医护相互提醒，有效落实标本管理工作
6	手术医生/巡回护士A未将标本送至标本室	医生或巡回护士将标本送至标本室，按固定位置放置于标本室冰箱内	是	当台标本需当台医护处理并完结
7	巡回护士A未在下一台手术开始前到标本间核对标本并登记	巡回护士在下一台手术开始前到达标本室核对标本并登记	是	当台标本需当台医护处理并完结
8	接台洗手护士提前进入手术间并且盖好标本瓶盖后未告知巡回护士A	洗手护士提前进入手术间帮助巡回护士A操作后做好交接	是	医疗工作具有严谨性，需要及时交接，告知处理事项

续表

序号	缺失问题	正确做法	差异是否导致失误	理由
9	手术医生、巡回护士A、麻醉医生离室前未执行三方核查	患者离室前医护认真按安全核查表上内容落实医护三方核查	是	医院安全核查制度中规定，离室前需按核查表上内容逐项核对
10	巡回护士A未确认手术护理记录单填写内容是否执行	巡回护士确认标本数量后再填写在手术护理记录单中	是	执行医疗护理行为后需记录，填写手术护理记录单跟确认标本数量分开操作
11	巡回护士A提前将标本瓶超量放置在手术间	手术当天从标本瓶储存间拿取当天手术数量的标本瓶	否	
12	巡回护士B未确认标本瓶为未启用状态	检查标本瓶为合格未启用状态	是	放置标本前需确认标本容器为未使用状态，可有效杜绝不同患者标本混放的不良事件
13	巡回护士B标本瓶身上未粘贴标签	粘贴合适尺寸的标本标签后留取标本	否	
14	待使用标本瓶与未使用标本瓶混放，与已使用未区分	取使用数量的标本瓶，单独放置	否	
15	对未进入配送流程的标本进行手工划价	病理科窗口工作人员对系统中含有未划价项目的出院患者，按照病理标本送检流程进行项目核对，确认无误后进行划价操作	是	避免错收、漏收，降低差错率

手术室管理中，标本流程管理占据至关重要的地位，同时也是多数医院管理工作的核心环节之一，更是确保患者安全的重要目标。虽然理论上管理流程已渐趋成熟，理想的作业流程也已得到实施，但仍发生标本遗失事件，给患者带来伤害，也对医院造成一定的负面影响。针对这一事件，RCA团队进行深入分析，参考国内外实践经验和先进做法，运用叙事时间表，从时间

序列表的差异中找出问题所在。经过讨论，初步认为本次事件可能在于执行过程未能完全符合规范，操作程序存在一定问题，系统未真正闭环。为此，团队根据是否导致失误的判断，确定了10个主要问题，做进一步分析。

经过差异分析，团队讨论确定造成这次不良事件的主要问题，为了更系统地理解和解决这些问题，我们运用奶酪原理，将这些独立的问题点进行有效串联，得出一个完整的问题分析和解决方案的框架，以做好问题点的整改和改进，填补系统的漏洞（如图3所示）。

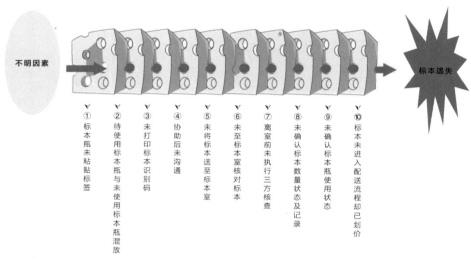

图3　有效问题点串联

二、近端原因分析

（一）分析事件原因

小组成员通过脑力激荡法，将分析得出的10个关键问题，通过材料、人员、系统流程进一步深入分析，得出15个近端原因（如图4所示）。

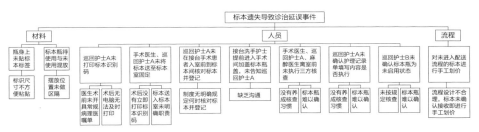

图4　事件原因分析

（二）及时处置，防止事态扩大

为了遏制潜在风险的扩散或减缓其危害，我们立即采取快速或及时的补救方法，实施介入策略。

（三）近端原因查检表

在应对已确定的15个可能导致问题的近端原因时，小组成员采用5W2H方法设计查检表（见表6），逐一展开查检工作，以确保问题得到全面、深入的排查和解决。

查检内容（What）：缺失问题下的近端原因。

查检原因（Why）：分析手术标本遗失原因。

查检收集人（Who）：由陈××、王××对泌尿外科含有标本的手术患者进行查检（两位查检人员进行同质化培训，统一检查标准）。

查检时间（When）：2022年9月9日—9月27日（8：00—17：00）。

查检地点（Where）：麻醉手术科。

查检方法（How）：监控回放、现场查看、人员访谈，每日不定时抽查泌尿外科含有标本的手术患者5例，当天检查人次不足5人，顺延检查时间。

查检数量（How much）：共抽查患者30人次。

表6 近端原因查检

类别	查检项目（缺失问题）	近端原因	衡量指标
缺失问题 / 近端原因 / 衡量指标	标本瓶身上未做标记	标识不方便粘贴	标识粘贴率
	待使用标本瓶与标本瓶混放，与已使用标本瓶未区分	摆放位置未做区隔	标本瓶区隔率
	巡回护士A未打印标本识别码	医生术前未具常规病理医嘱单	术前常规病理医嘱单开具率
	巡回护士A未打印标本识别码	术后无电脑，护士无法及时打印标本识别码	术后电脑占用率
	巡回护士A未打印标本识别码	术后没有立即打印标本识别码	识别码打印率
	手术医生/巡回护士A未将标本送至固定位置	制度未明确规定何时核对标本并登记	标本登记时间率
	巡回护士A未在接台手术患者入室前核对标本并登记	制度未明确规定何时核对标本并登记	标本登记时间率
	接台洗手护士A未提前进入手术间并盖好标本瓶盖，未告知巡回护士A	缺乏沟通	操作前沟通率
	手术医生、巡回护士A、麻醉医生离室前未执行三方核查	没有养成核查习惯	离室前执行三方核查率
	手术医生、巡回护士A、麻醉医生离室前未执行三方核查	标本瓶难以确认	使用后标本瓶辨识率
	巡回护士A未确认手术护理记录单内容是否执行	没有养成核查习惯	离室前护理记录单上标本数量核查记录率
	巡回护士A未确认手术护理记录单内容是否执行	标本瓶难以确认	使用后标本瓶辨识率
	巡回护士B未确认标本瓶为未启用状态	未规定核查	标本瓶使用前核查率
	巡回护士B未确认标本瓶为未启用状态	标本瓶难以确认	使用前标本瓶辨识率
	对未进入配送流程的标本进行手工划价	流程设计不合理，标本配送单未打印即进行划价	病理科标本配送单打印后划价率

续表

类别	查检项目																													
	方便	不方便	区隔	未区隔	已开	未开	占用	未占用	明确	未明确	打印	未打印	规定	未规定	沟通	未沟通	执行	未执行	易识别	难识别	核查	未核查	易识别	难识别	核查	未核查	易识别	难识别	划价	未划价
时间																														
住院号																														

注：1. 术后没有立即打印标本识别码（立即＝医嘱单开具15分钟内打印识别码）；2. 缺乏沟通：查检有标本的手术帮助操作后的交接、沟通情况；3. 根据衡量指标用√表示。

（四）近端原因查检结果

15个近端原因通过监控回放、现场查看、访谈等方式进行查检，得出近端原因的13项指标查检结果（见表7）。

表7　近端原因查检结果汇总

序号	近端原因	衡量指标	查检指标结果
1	标识不方便粘贴	标识粘贴率	标识粘贴率30%
2	摆放位置未做区隔	标本瓶区隔率	标本瓶区隔率30%
3	医生术前未开具常规病理医嘱单	术前常规病理医嘱单开具率	术前常规病理医嘱单开具率14%
4	术后无电脑护士无法及时打印	术后电脑占用率	术后电脑占用率73%
5	标本送入标本室未明确职责	职责明确率	职责明确率0%
6	术后没有立即打印标本识别码	术后标本识别码打印率	术后标本识别码打印率97%
7	制度无明确规定何时核对标本并登记	规定标本登记时间率	规定标本登记时间率0%
8	缺乏沟通	操作前沟通率	操作前沟通率90%
9	没有养成核查习惯	离室前执行三方核查率	离室前执行三方核查率50%
10	标本瓶难以确认	使用后标本瓶辨识率	使用后标本瓶易辨识率0%
11	没有养成核查习惯	离室前护理记录单上标本数量核查记录率	离室前护理记录单上标本数量核查记录率60%
12	未规定核查	标本瓶使用前核查率	标本瓶使用前核查率50%
13	流程设计不合理，标本配送单未打印即可进行划价	病理科标本配送单未打印即可进行划价率	病理科标本配送单未打印即可进行划价率100%

制表人：潘××　制作时间：2022年9月28日

三、根本原因分析

（一）查找与论证根本原因

团队成员基于逻辑推理分析每个近端原因，通过人员访谈、查阅资料、现场查看等方法进行查检分析，并采用问题树分析法，得出21个根本原因（如图5所示）。

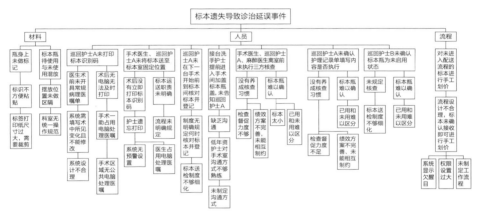

图 5 事件根本原因分析

（二）确认根本原因

为了识别19个根本原因，通过根本原因间关系影响判定表进行原因筛选判定，从而得出16个根本原因（见表8）。

表8　根本原因间关系影响判定

根本原因	问题一 当这个原因不存在时，问题还会发生吗？	问题二 如果这个原因被矫正或排除，此问题是否还会因为相同原因再度发生？	问题三 原因被矫正或排除后，是否还会导致类似事件发生？	判定
标签打印纸尺寸过大，需要裁剪	不会	不会	不会	√
科室无统一操作规范	不会	不会	不会	√
系统设计不合理	不会	不会	不会	√
手术区域无公共电脑处理医嘱	不会	不会	不会	√
医生占用电脑处理医嘱	不会	不会	不会	√
系统无预警设置	不会	不会	不会	√
流程未明确规定	不会	不会	不会	√
标本送检流程不够细化	不会	不会	不会	√
未制定沟通方式	不会	不会	不会	√
检查督促力度不足（三方核查）	会	会	会	×
绩效方案不完善，未能相互制约（三方核查）	不会	不会	不会	√
标本太小	会	不会	不会	×
已用和未用难以区分	不会	不会	不会	√
检查督促力度不足（护理记录）	会	会	会	×
绩效方案不完善，未能相互制约（护理记录）	不会	不会	不会	√
标本送检制度不够细化	不会	不会	不会	√
系统显示欠醒目	不会	不会	不会	√
权限设置过大	不会	不会	不会	√
未制定工作流程	不会	不会	不会	√

　　注：①"已用和未用难以区分"三项为相同项，故合并，得出根本原因为19项。②其中"检查督促力度不足"和"绩效方案不完善，未能相互制约"，因措施不同，故不予合并。

四、设计与执行改善措施

（一）设计与筛选改善措施

1. 对策拟定表

在拟定有效且切实可行的对策之前，查阅相关文献，以确保我们的措施是建立在科学、准确的基础之上。通过查阅相关文献，我们能够更好地理解问题的本质和背景，掌握前人的研究成果和经验教训，避免重蹈覆辙。同时，这也有助于我们从中汲取灵感，提出更具创新性和可行性的解决方案（见表9）。

表9 对策拟定

	近端原因	根本原因	对策方案	提案人	可行性	经济性	效益性	得分	判断	负责人	实施时间	编号与排序	成效评估指标及目标
一例手术患者因标本遗失导致需再次手术的根本原因分析	标识不方便粘贴	尺寸过大需要裁剪	购入小尺寸标签打印机及小尺寸不褪色材质标签	王××	46	42	40	128	√	陈××	2022年11月1日—2023年2月28日	对策二	标识粘贴率提升至100%
			设计专用的标本瓶放置架	陈××	46	40	38	124	√	陈××	2022年11月1日—2023年2月28日	对策二	
	摆放位置未做区隔	科室无统一的操作规范	标本瓶规定每日用量，余量及时放回固定点位置	倪××	50	44	48	142	√	王××	2022年11月1日—2023年2月28日	对策二	标本瓶摆放位置区隔率提升至100%
			在标本包装盒上圈出摆放区域	施××	36	38	40	114	×				
	医生术前未开具病理规范医嘱单	系统设计不合理	医生术前开病理申请单，术中、术中所见护士根据医嘱修改医嘱	黄××	42	44	42	128	√	施××	2022年11月1日—2023年2月28日	对策三	术前常规病理医嘱单开单率95%
			标本条目可根据选择分开单独打印	朱××	44	46	48	138	√	施××			
	术后无电脑护士无法及时打印	手术区域无公共电脑处理医嘱	术前准备室1号电脑供8号，9号手术间医生手术间隙处理医嘱用	王××	48	44	42	134	√	王××	2022年11月1日—12月3日	对策一	术后电脑占有率下降至10%
			在手术室内走廊处安排电脑供医生处理术后医嘱	朱××	38	36	40	114	×				

续表

	近端原因	根本原因	对策方案	提案人	可行性	经济性	效益性	得分	判断	负责人	实施时间	编号与排序	成效评估指标及目标
一例手术患者因标本遗失导致需再次活检手术的根本原因分析	标本送入标本室未明确职责	流程未明确规定	修订手术室标本管理流程，明确职责	陈××	50	48	48	146	√	王××	2022年11月1日—12月3日	对策一	职责明确率上升至100%
	术后没有立即打印标本识别码	医生占用电脑处理医嘱	术前准备室1号电脑供8号、9号手术间医生手术间隙处理医嘱用	王××	48	44	42	134	√	王××	2022年11月1日—12月3日	对策一	标本识别码打印率上升至100%
			手术间增加一台电脑	倪××	40	38	36	114	×				
	术后没有立即打印标本识别码	系统无预警设置	打印病理标签时需先扫描患者身份码进行确认绑定	徐××	48	50	48	146	√	章××	2022年11月1日—2023年2月28日	对策三	标本识别码打印率上升至100%
			手术结束15分钟未打印标本标签，系统设置弹框提醒	陈××	48	44	42	134	√	章××			
	制度无明确规定何时核对标本并登记	标本送检制度不够细化	修订手术室标本管理流程，规定标本核对时间范围	陈××	48	50	46	144	√	王××	2022年11月1日—12月3日	对策一	规定标本登记时间符合率上升至100%
	缺乏沟通	未制定沟通方式	规定手术标本处理方式由当台护士个人负责处理	王××	48	46	44	138	√	陈××	2022年11月1日—12月3日	对策一	操作前沟通率上升至100%

续表

	近端原因	根本原因	对策方案	提案人	可行性	经济性	效益性	得分	判断	负责人	实施时间	编号与排序	成效评估指标及目标
一例手术患者因标本遗失导致需再次活检手术的根本原因分析	没有养成核查习惯	绩效方案不完善,未能相互制约(三方核查)	与上级管理部门协调做好查检,执行绩效管理	施××	42	46	44	132	√	施××	2022年11月1日—12月3日	对策一	离室前执行三方核查率90%
			每台手术录制音像,督促落实	黄××	36	40	38	114	×				
	标本瓶难以确认	已用和未用难以区分	对入手术室的标本瓶瓶口加封条或记号	王××	38	40	36	114	×				使用后标本瓶易辨识率上升至100%
			研发密封环标本瓶	王××	40	38	46	124	√	陈××	2022年11月1日—2023年2月28日	对策二	
	没有养成核查习惯	绩效方案不完善,未能相互制约(护理记录)	学习手术室标本送检制度及手术标本管理流程	叶××	46	44	42	132	√	王××	2022年11月1日—12月3日	对策一	离室前护理记录单上标本数量核查率95%
			加强标本管理流程查检,执行绩效管理	陈××	44	42	40	126	√	施××			
	未规定核查	标本送检制度不够细化	修订手术室标本管理流程,明确职责	陈××	48	50	46	144	√	王××	2022年11月1日—12月3日	对策一	标本瓶使用前核查率上升至95%

续表

近端原因	根本原因	对策方案	提案人	可行性	经济性	效益性	得分	判断	负责人	实施时间	编号与排序	成效评估指标及目标
流程设计不合理,标本配送单未打印即可进行手术划价	系统显示欠醒目	信息系统优化设计,可视化管理	潘××	48	50	48	146	√	章××	2022年11月1日—2023年2月28日	对策三	病理科标本配送单未打印即可进行划价率下降至0%
	权限设置过大	信息系统重新设计划价权限	徐×	48	48	46	142	√	章××			
	未制定工作流程	病理科室制定相关工作流程,全科知晓	陈××	44	42	40	126	√	潘××	2022年11月1日—12月3日	对策一	

注:近端原因中,"标本瓶难以确认"有三项为相同项,故合并。

RCA小组成员通过头脑风暴，多维度提出改善方案并罗列对策，根据"531"计分法，优为5分、可为3分、差为1分，10名组员参与打分，单项总分150分，根据80/20法则，得分在120分以上为实施对策。共得出25条改善方案，根据小组成员讨论，参考医院、科室目标管理要求，拟定成效评估指标目标值。

2. 反应性屏障分析

经过综合整理上述对策拟定表中的20项措施，小组成员深入思考每项对策执行后可能存在无法有效发挥屏障作用的问题。针对这些问题，我们采用屏障分析的方法（见表10），主动实施风险评估策略，以及时识别并修补潜在的屏障缺陷，确保整体防护体系的完整性和有效性。

表10　反应性屏障分析

事件：一例手术患者因标本遗失导致需再次活检手术的根本原因分析			
何种屏障	屏障是否发挥作用	如果没有，为什么？	屏障如何影响结果
购入小尺寸标签打印机及小尺寸不褪色材质标签	是		
设计专用的标本瓶放置架	是		
标本瓶科室规定取日用量，余量及时放回固定位置	是		
医生术前开具病理申请单，术中护士根据医嘱修改术中所见	否	术前仍有医生未开具病理申请单，未执行制度流程	术中护士无法打印标本识别码，仍存在术后打印标本识别码
标本条目可根据选择分开单独打印	是		
术前准备室1号电脑供8号、9号手术间医生手术间隙处理医嘱用	是		
修订手术室标本管理流程，明确职责	是		
术前准备室1号电脑供8号、9号手术间医生手术间隙处理医嘱用	是		
打印病理标签时需先扫描患者身份码进行确认绑定	是		

续表

事件：一例手术患者因标本遗失导致需再次活检手术的根本原因分析			
何种屏障	屏障是否发挥作用	如果没有，为什么？	屏障如何影响结果
手术结束 15 分钟未打印标本标签，系统设置弹框提醒	是		
修订手术室标本管理流程，规定标本核对时间范围	是		
规定手术标本处理方式由当台护士个人负责处理	是		
与上级管理部门协调做好查检，执行绩效管理	否	站位核查时医生、护士无法全部复述核查表内的全部内容	安全核查不够全面，有漏项
学习手术室标本送检制度及手术标本管理流程	是		
加强标本管理流程查检，执行绩效管理	是		
修订手术室标本管理流程，明确职责	是		
研发密封环标本瓶	是		
信息系统优化设计，可视化管理	是		
信息系统重新设计划价权限	是		
病理科室制定相关工作流程，全科知晓	是		

屏障1：医生术前开病理申请单，术中护士根据医嘱修改术中所见。根据现场查检，问题反馈发现仍有医生术前未开具病理申请单，故对屏障进行修补，将对策加强为：通过信息系统防呆设置，在开具手术通知单时，将有标本的患者自动链接病理申请单，填写合格后，方可发送手术通知单。

屏障2：与上级管理部门协调做好查检，执行绩效管理。进行现场查检，发现存在核查不够全面、仍有缺项等问题，故对屏障进行修补，将对策加强为：采用Ipd与HIS对接，根据核对内容逐项核对并签名。上级部门每月通过监控抽查执行情况，列入月度、年度考核指标，并与绩效挂钩。

通过屏障分析主动实施风险评估策略，对措施的有效性进行再次评估，识别潜在的故障，前瞻性地减少风险发生的机会。

3. 对策整合

将性质相同、相似的对策进行整合，最终确定为三大对策（见表11）。

表11　对策整合

根本原因	原始对策	整合对策	负责人	对策群组
手术区域无公共电脑处理医嘱	术前准备室1号电脑供8号、9号手术间医生手术间隙处理医嘱用	修订制度流程，明确职责	王××	对策一
流程未明确规定	修订手术室标本管理流程，明确职责			
标本送检制度不够细化	修订手术室标本管理流程，单位时间内执行			
绩效方案不完善，未能相互制约	与上级管理部门协调做好查检，执行绩效管理			
绩效方案不完善，未能相互制约	学习手术室标本送检制度及手术标本管理流程			
	加强标本管理流程查检，执行绩效管理			
标本送检制度不够细化	修订手术室标本管理流程，明确职责			
未制定工作流程	病理科室制定相关工作流程，全科知晓			
未制定沟通方式	规定手术标本处理方式由当台护士个人负责处理			
标签尺寸过大需要裁剪	购入小尺寸标签打印机及小尺寸不褪色材质标签	创新研发设计标本瓶、标本架	黄××	对策二
科室无统一的操作规范	设计专用的标本瓶放置架			
	标本瓶科室规定取日用量，余量及时放回固定位置			
已用与未用难以区分	研发密封环标本瓶			

根本原因	原始对策	整合对策	负责人	对策群组
系统设计不合理	医生术前开病理申请单，术中护士根据医嘱修改术中所见	信息助力，建立病理标本闭环管理系统	陈××	对策三
	标本条目可根据选择分开单独打印			
系统显示欠醒目	信息系统优化设计，可视化管理			
权限设置过大	信息系统重新设置划价权限			
系统无预警设置	打印病理标签时需先扫描患者身份码进行确认绑定			
	手术结束15分钟未打印标本标签，系统设置弹框提醒			

（二）设计与执行改善措施

1.对策群组一：修订制度流程，明确职责

（1）计划

① 增加一台电脑。

② 根据工作流程修订麻醉手术科及病理科制度流程。

③ 执行离室前三方核查及落实标本管理流程。

④ 标本管理的工作流程进行职责明确化。

（2）实施

实施时间：2022年11月1日—12月3日

实施地点：麻醉手术科、病理科

实施步骤：

① 术前准备室增加一台电脑供手术医生手术间隙使用。

② 修改手术室病理标本管理流程和手术标本送检制度。

③ 修订病理科标本管理制度，制定标本管理操作流程。

④ 麻醉手术科加强日常管理，督促执行离室前三方核查，每月在科主

任会议上反馈安全核查执行情况并进行绩效考核。

⑤ 强调在填写手术护理清点单中的标本数量时需再次确认后规范填写，科室安全质控小组每月加强对标本核对落实监控。

⑥ 会议决定本台手术标本只能由本台巡回护士负责处理，其他人员不得帮忙操作，并做到洗手护士、巡回护士互相提醒，对于未执行标本管理流程的人员给予一定比例绩效扣罚。

⑦ 全科学习标本管理制度流程，并纳入考核。

2. 对策群组二：创新研发设计标本瓶、标本架

（1）计划

① 定制标签打印机、打印纸，实现信息系统自动打印。

② 定制专用标本瓶放置架。

③ 创新研发标本瓶。

（2）实施

实施时间：2022年11月1日—2023年2月28日

实施地点：麻醉手术科

实施步骤：

① 联系标签纸厂家，定制手术室专用的标本瓶不褪色材质标签打印纸，并联系信息科购入小型标签打印机，安装默认打印功能。

② 设计专用标本架，并联系厂家定制标本架，科室规定定点放置标本架，并要求标本瓶放置在标本架上留置标本。

③ 对标本瓶进行外观拆分设计商讨，研发密闭型双色环标本瓶。

3. 对策群组三：信息系统助力，建立病理标本闭环管理系统

（1）计划

① 信息系统助力，进行标本流程的防呆设计。

② 采用"色彩区分法"进行标本状态的页面显示。

③ 开通护士病理申请单部分查看及书写权限。

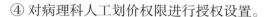

④ 对病理科人工划价权限进行授权设置。

（2）实施

实施时间：2022年11月1日—2023年2月28日

实施地点：麻醉手术科、病理科

实施步骤：

① 对有标本的患者未打印病理标本标签的及系统于患者离室后15分钟内仍未处理标本、1小时后未至标本室核对标本，系统弹框提醒处理标本标签打印和进行标本核对。如弹框确认后仍未打印标签，在屏幕条目框持续"闪动"提醒。

② 麻醉手术科标本登记核对页面系统设置开通手术护士查看病理申请单内容及手术标本名称和数量的部分书写权限，执行时需进行医护双人核对。

③ 麻醉手术标本管理界面中标本登记页面采用"色彩区分法"，显示标本状态。粉色显示未打印，绿色显示未配送，灰色显示标本已完成闭环流程。同时增加不合格病理标本问题反馈追踪，实时跟进标本质量。

④ 病理科设置人工划价权限，对人工划价要求进行审核核对。对未打印标签的标本执行人工划价，系统出现"该患者标本未采集，是否确认计价"强制计费的预警提示。若病理标本配送超过24小时未接收，系统显示黄色警示框，实现闭环管理。

五、效果评估

（一）有形效果评价

改善前后数据前后对比，各项指标均已达目标值，其中主要指标"职责明确率"由0%提升至100%，"使用后标本瓶易辨识率"由0%提升至100%，

"病理科标本配送单未打印即可进行划价率"由100%下降至0%。

（二）附加效益

1.外观专利申请

针对"一种病理标本活检瓶"的外观设计，提出外观专利申请，确保其在外观上的独特性和专利保护，以防止他人抄袭或仿制，从而保障产品的创新和市场竞争力。

2.经济效益

通过及时准确的病理诊断，可以避免延误诊断导致的并发症和二次手术等费用支出，从长远来看，这样的做法可以节省医疗成本，提高患者满意度和信任度。在本次事件中，如果能够及时避免混淆病理标本，可以避免对患者的身体和精神上的伤害，医院也可节省约5万元的赔偿费用。

3.社会效益

优化病理标本管理流程可以提升医疗服务的质量和效率，减少医疗事故和纠纷的发生，有利于提高医疗资源的利用效率，同时也增强医院管理水平，对整个医疗行业的规范化和标准化具有示范作用，为社会提供更加安全可靠的医疗环境。

4.患者安全指标

（1）减少医疗错误和纠纷：通过确保病理报告的准确性和及时性，可以降低因延误诊断而引起的重复手术和医疗干预，减少医疗差错风险，降低医疗纠纷的发生率。

（2）优化医疗资源使用：及时送检可以确保治疗计划的迅速启动，提升床位周转率和医疗资源的有效利用，为更多患者提供及时有效的治疗服务。

（3）提升医疗服务质量和效率：通过规范化标本送检流程，可以提高医疗服务的整体质量和效率，减少操作失误和混淆，提升医院管理水平和服务水准。

5.荣誉

（1）参与"2023年医院精细化项目比赛"并荣获一等奖。

（2）参加"2024年浙江省医院品管大赛"并获综合组金奖。

6.科研

课题立项1项：2024年国家卫生健康委医院管理研究医疗质量（循证）管理研究项目1项，课题名称为：城市医疗集团安全文化基线评估与质量改进的比较研究。

六、检讨与改进

（一）标准化

1.形成3项标准化作业书（见表12），纳入科室标准化作业档案。

表12　标准化作业书汇总

排序	标准规范	编号	制定	修订
1	病理标本接收、不合格标本处理及登记制度	TZSYY-BLK-ZD-0019-01B-2022		√
2	手术标本管理制度	MZSSK-ZD-006		√
3	手术病理标本管理流程	MZSSK-LC-003		√

2.标准化作业书院内培训。

3.平行推广：对本次案例进行医疗集团及医联体单位推广；研发的"一种病理活检标本瓶"在院内相关外科临床科室和医技科室进行平行推广试用；HIS中的"色彩区分法"已推广至病理科医技收费工作站系统中使用。

4.反馈与学习：为了提高对事件的认识并促进组织内部的持续学习，我们策划并成功举办多场专业分享会，累计培训超过10000名参与者，为团队成员提供了一个深入交流的平台。

本期活动的检讨及改进计划见表13。

表13 检讨及改进计划

序号	残留问题	解决方案	已解决问题	预计完成时间
1	三方核查全流程执行行为仍有部分流程节点未按规范执行	针对三方核查程序漏项管理，建立完善的防呆策略和管理流程，采用IPD语音识别和人脸采集，核查完成方可进行下一步操作	以iPad为载体，已初步在临床使用电子化核查单，其中漏项管理问题进一步解决，与信息科工程师沟通，构建初步架构	2024年11月
2	智能标本架尚未研发成功，语音播放采用电池装置不够环保，灯光安装未设计完成	与设备科工程师共同设计，采用充电、LED装置，目前还在设计中	与信息科工程师沟通，已有初步架构	2025年1月
3	"一种活检标本智能管理架"专利未申报	尽快开展专利申请，准备好相关资料，为后续申报做准备	已书写方案和绘制图纸	2025年2月
4	电子身份码使用推广辐射面不足，如辐射至器械包、内植入物、贵重耗材等	加快与信息科沟通，将电子身份码与供应室器械包系统对接，使用在患者手术器械包上；建立与二级库相兼容的信息平台	手术管理系统上已安置独立电子身份码	2025年4月

✌ 参考文献 ···

[1] Morris A M. A Multidisciplinary Approach for Reducing Lost Surgical Specimens[J]. AORN Journal, 2020,111(6): 691-698.

[2] Kinlaw T S, Whiteside D. Surgical Specimen Management in the Preanalytic Phase: Perioperative Nursing Implications[J]. AORN Journal, 2019,110(3): 237-250.

[3] Link T. Guidelines in Practice: Specimen Management[J]. AORN Journal, 2021,114(5): 443-455.

[4] Holstine J B, Samora J B. Reducing Surgical Specimen Errors Through

Multidisciplinary Quality Improvement[J]. The Joint Commission Journal on Quality and Patient Safety, 2021,47(9): 563-571.

[5] 鲁琳, 黄晓花, 张月琴, 等. RCA2 在住院患者体液标本管理中的应用实践[J]. 中国医疗管理科学, 2023,13(2): 45-50.

[6] Kinlaw T S, Whiteside D. Surgical Specimen Management in the Preanalytic Phase: Perioperative Nursing Implications [J]. AORN Journal. 2019, 110(3): 237-250.

[7] Holstine J B, Samora J B. Reducing Surgical Specimen Errors Through Multidisciplinary Quality Improvement [J]. The Joint Commission Journal on Quality and Patient Safety, 2021, 47(9):563-571.

[8] Link T. Guidelines in Practice: Specimen Management [J]. AORN Journal. 2021, 114(5):443-455.

[9] 黄红,陈萍萍. 手术标本规范化管理的研究进展[J]. 中华现代护理杂志,2019,25(10):1317-1320.

[10]陆文全,姜书琴,贾巧玉,等. 1种组合式结肠镜活检标本收集瓶[J]. 全科护理,2019,17(25):3205-3206.

[11]孙红英,常勤征,王薇. 巧用干燥真空采血管制作消化内镜病理标本瓶[J]. 中华现代护理杂志,2018,24(30):3643.

[12]孙璟,武芳芳,郎冬梅. 肾活检标本的制备[J]. 实用医药杂志,2013,30(8): 704-705.

[13]D'Angelo R, Mejabi O. Getting It Right for Patient Safety: Specimen Collection Process Improvement From Operating Room to Pathology[J]. American Journal of Clinical Pathology, 2016, 146(1):8-17.

[14]游彤阳,王娟,刘青焱,等. 四川省254所医院手术室信息化建设与应用的现状调查[J]. 中华现代护理杂志,2023,29(24): 3321-3325.

本案例由台州市第一人民医院提供

主要团队成员：陈海飞、王斌梁、黄丽丽、王飞筠、潘菊花、施展、徐丹、朱江波、叶琦刚、胡微微、倪建华、杜鹏、杨菊红

专家点评

背景与实践意义： 本案例围绕一例因标本遗失导致需再次活检的事件展开，揭示了医疗过程中标本管理的重要性与复杂性。该事件不仅对医院和患者产生了不良影响，也反映出标本管理制度和流程中存在的不足，需要进一步规范。因此，通过深入分析事件的根本原因，提出针对性的改进措施，对提升医院整体医疗质量和患者安全具有重要的实践意义。

品管工具与创新点： 本案例运用根本原因分析（RCA）手法，利用异常事件决策树分析法（IDT）与异常事件严重度（SAC）评估等多种工具，体现了系统性分析的问题解决思路。IDT通过多维度的检视，确保事件原因的全面性分析，避免单一视角的局限；而SAC评估则有效量化事件的严重程度和发生频率，为后续的根本原因分析提供了明确的依据。该案例的创新点在于通过跨学科合作，整合医疗、护理、信息等多个部门的力量，实现了对复杂问题的综合治理。这种多学科的协作模式为其他医疗机构提供了可借鉴的经验。

改进意见：（1）基于手术标本唯一性的质量特性，尽可能在事件发生之后的最短时间内进行事件梳理，避免因个人的主观陈述而使事件变得模糊不清。（2）案例确定根本原因后，建议先整理，以便反映面向系统的更为基本的原因。（3）建议医院进一步完善标本管理流程和管理机制，明确落实责任人和操作规范，加强医护人员的培训，重点关注标本交接等重要环节，落实标本管理的双人核查制度，降低出错率。

专家点评：张政　陈水红

基于 HCRM 系统提升患者就医体验——平衡计分卡在医院服务品质战略管理中的应用

导读
Introduction

　　平衡计分卡（balanced score card，BSC）是源自哈佛大学教授Robert Kaplan与诺朗顿研究院的执行长David Norton于20世纪90年代所使用的"未来组织绩效衡量方法"的一种绩效评价体系。BSC是一种先进的绩效管理工具，它旨在帮助企业将战略目标转化为具体的、可衡量的绩效指标，从而确保企业战略的有效执行。具体来说，平衡计分卡从四个关键维度来评估企业的绩效：财务、客户、内部流程和学习与成长。这四个维度相互关联，共同构成了一个全面的绩效评价体系。

一、实施背景及方法

（一）实施背景

义乌市医疗市场竞争激烈，公立医院医共体建设使得基层医疗机构的医疗资源几近垄断，而民众对民营医院还存有戒备心理，使得民营医疗机构发展环境面临严峻的挑战。属于民营医院的义乌天祥医疗东方医院在保证医疗品质与患者安全的同时，做好服务，给患者良好的就医体验，培养忠诚的客户，提升行业内的口碑，从而使医院得到更好的发展。2023年，医院提出构建医院客户关系管理（HCRM）体系，依托企业微信HCRM信息平台实现从摇篮到摇椅全生命周期、院前、院中、院后、线下到线上的全程管理。

（二）实施方法

根据医院使命、愿景结合SWOT分析，建立策略地图，针对策略地图的策略目标建立KPI指标，制定策略预算和策略奖酬方案，经过共识营讨论达成一致的行动方案。行动方案横向和纵向分解到各部门和科室实施，在实施过程中举行定期检讨会，最后达成绩效成果（见表1）。

在应用平衡计分卡进行战略管理实施过程中，建立沟通机制，使高层的思想能准确传递到执行部门或人员，一线实施的结果及实施过程中的困难和问题能及时反馈到高层，由高层及时调整战略和行动方案，达成策略目标，最终实现愿景。医院平衡计分卡实施模型如图1所示。

表1　平衡计分卡的项目沟通计划

时间	会议名称	任务	组织部门
10 月	服务品质委员会会议	确定服务品质长期发展目标及战略	服务品质管理委员会
10 月	医院战略管理委员会会议	审核各策略主题战略目标	医院战略管理委员会
11 月	共识营	对服务品质战略目标的行动方案开展讨论，达成共识	服务品质管理委员会
12 月	年终高质量面商会	服务品质 KPI 指标、行动方案分解到科室	院办
12 月	院务会	服务品质 KPI 指标、行动方案分解到职能部门	院办
每季	服务品质委员会会议	战略行动方案落实总结、探讨存在问题、提出改进措施	服务品质管理委员会
每月	服务品质月例会	跟进服务品质策略主题行动方案落实及指标完成情况	服务品质管理委员会
每月	重点项目月例会	服务品质重点项目跟踪	项目小组
7 月	半年阶段评价	总结行动方案落地、目标达成情况	院办
11 月	年度总结评价	在共识营大会汇报 KPI 指标达成及行动方案落地情况	院办

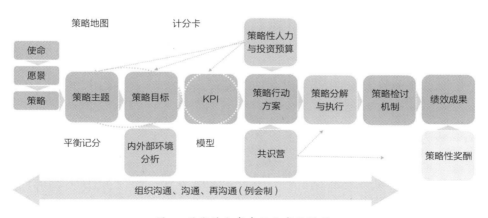

图 1　平衡计分卡在医院实施模型

二、医院使命、愿景及价值观

（一）使命：造福民众、成就员工、发展医院

1. 以造福民众为责任

以保障医院运营为前提，努力减轻老百姓医疗负担，对特殊人群尽力承担应尽的社会责任和提供可能的医疗救助。

2. 以成就员工为荣耀

为员工创造能力提升空间、提供价值实现平台、创造事业拓展舞台，在保障医院发展目标实现的同时，促进员工个人目标实现。

3. 以发展医院为目标

以可持续发展为前提，稳步发展、和谐发展、持续发展，在创造经济效益的同时，创造社会效益。

（二）愿景：高品质的中型医院、经营绩效最优化的医院、义乌民众最温暖的医院

1. 近期愿景

成为有品质的中型医院：床位600张，业务收入5.0亿元，三乙医院。

2. 中期愿景

成为服务最优质、经营最优化的医院。

3. 远期愿景

成为最温暖的医院。

（三）价值观：以客户为中心，价值引领，迎接变化，团队合作、严谨、担责

1. 以客户为中心

以客户需求为导向，快速响应客户需求，为客户提供优质的就医体验，

提高客户的满意度，创造良好的口碑。

2. 价值引领

以客户为中心，始终把为客户创造价值放在第一位，对员工产生的价值进行客观公正的评价，并以员工产生的价值为指导，进行科学合理的分配。

3. 迎接变化

本着"变化是常态"的理念，不断学习成长，具有迎接变化的热情和能力、勇于创新的精神。

4. 团队合作、严谨、担责

合作协同、顾大局不内耗；谨慎细致，精益求精；知责履责。

（四）服务愿景

成为义乌百姓最温暖的医院。

（五）服务理念

让温暖充满每一个细节。

（六）服务品质质量屋模型（如图2所示）

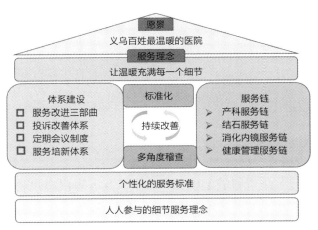

图2　服务品质质量屋模型

三、医院战略分析与对策

（一）宏观环境：PESTEL分析

宏观环境对组织的支持或制约程度直接影响组织经营结果，医院首先通过PESTEL分析法（见表2）对所处的宏观环境进行分析，判断宏观环境对组织的影响。

表2　PESTEL分析

方面	内容
政治（P）	党的二十大提出推进健康中国建设，深化以公益性为导向的公立医院改革，规范民营医院发展
经济（E）	①义乌市的经济发展受国际环境影响较小，发展势头较好； ②全国宏观经济发展速度进入平缓期
社会（S）	①人口出生率下降和人口老龄化； ②区域医保基金筹资能力与医疗需求存在缺口
技术（T）	新一轮科技革命（人工智能、大数据、互联网、物联网、5G等新技术）和医疗生物技术发展深度融合，使临床医学的诊断治疗水平不断提高，使医疗服务模式发生根本性变化
环境（E）	①医共体建设使得基层医疗机构的医疗资源几乎被公立医院垄断； ②民众对民营医院持审慎态度，存有戒备心理
法律（L）	①《中华人民共和国民法典》进一步保障患者的知情同意权，明确医务人员的相关说明义务； ②《中华人民共和国基本医疗卫生与健康促进法》对于公民全生命周期管理上升至法律层面

宏观分析表明，医院拥有一个竞争激烈、充满机会的外部宏观环境，如果我们能发挥我们的优势，抓住机会，就会迎来医院的快速发展，从而实现愿景。

（二）行业环境：五力模型分析

医院在充分收集资料的基础上，运用波特五力模型，对现有竞争对手、潜在竞争对手、替代品生产商、供应商及客户进行分析，清楚呈现医院所处的行业形势（见表3）。

表3　五力模型分析

考察对象	水平	形势分析
供应商议价能力	中	①大部分医疗设备、耗材及设施由政府统一招标，不需要医院议价，虚高的予以二次议价； ②部分产品由医院邀请招标，这些供应商议价能力较强； ③药品集中带量采购，促使价格虚高药品降价
买方议价能力	高	买方市场，供大于求，患者有较多的选择
行业内竞争	高	①浙医一院托管义乌市中心医院，使义乌市老牌三级医院更具吸引力； ②政府鼓励外资与民营医疗机构进入医疗市场
替代品威胁	中	国家重视患者就医体验，各家医院均重视服务的改进
行业内竞争	高	①义乌有省级医院浙江大学附属第四医院，三级医院3家：义乌市中心医院、义乌市中医院、义乌市妇幼保健院； ②义乌民众富裕，交通方便，沪杭省级医院虹吸效应明显

综上，根据波特五种竞争力分析情况，医院处于一个竞争激烈的行业环境。

（三）微观环境：关键成功因素分析

医院运用关键成功要素（KSF）分析法（见表4），对内部的有形资源、无形资源、医院文化、价值链和竞争能力等方面信息进行分析，识别出医院的核心竞争力。

表4　关键成功因素（KSF）分析

关键成功因素	具体解释
高效的高管团队和先进的管理理念	义乌院区承袭东阳本部的高效和先进的管理理念： ①坚持党委领导和理事会治理有机结合的现代医院管理制度，为医院发展构建重要的治理体系； ②以价值为导向的灵活的薪酬分配制度能充分发挥员工的积极性； ③十多年学习新加坡和我国台湾地区医院的优秀服务理念落地见效； ④"最多跑一次"等便民惠民服务深入人心
高水准的软硬件设施	①硬件设施：医院拥有设备先进、布局合理的现代化的医疗大楼，为患者诊疗提供优质、舒适的就医环境； ②软件设施：与东阳本部共享信息平台，在省内较早建立医院信息网络，自主研发 HIS，并开通电子病历和电子移动查房、云影像、远程会诊、诊疗信息查询、智慧预约、移动支付、智慧结算等信息化系统

续表

关键成功因素	具体解释
可靠的医疗技术	①医院学科门类较为齐全，有呼吸内科、心血管内科、消化内科、神经内科、肿瘤内科、重症医学科、急诊科、胸外科、肛肠外科、泌尿外科、肝胆外科、骨科、关节外科、妇科、产科、儿科等20多个学科； ②医院以"沪杭专家平台"带动医院学科发展
卓越的医疗质量管理	①医院通过以不良事件上报为核心的高品质的医疗质量安全体系、"沪杭专家平台"高品质医疗技术体系、以价值贡献为核心的薪酬体系、以客户为中心的服务体系四大体系构建，不断提升医疗、服务品质； ②医院大力推进精细化管理，实现信息化、系统化、全覆盖，推进制度管理，把平衡计分卡、QCC、TPS等现代管理工具应用到质量管理中，持续改进理念深入人心
独特的医院文化	民建、公营的医院性质： ①医院民建的性质在人才选用、薪酬制度的制定和调整上拥有极大的灵活性； ②医院公营的性质承袭本部三甲医院的管理规范，很好地保障患者的医疗安全

（四）SWOT 交叉分析

在以上分析的基础上，医院运用SWOT分析工具进一步认清医院经营所面临的机遇（O）和威胁（T）、医院所具备的优势（S）和存在的劣势（W），通过交叉分析，归纳与筛选确定战略目标（见表5）。

表5　SWOT分析

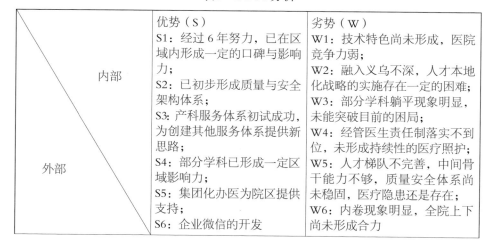

内部 / 外部	优势（S）	劣势（W）
内部	S1：经过6年努力，已在区域内形成一定的口碑与影响力； S2：已初步形成质量与安全架构体系； S3：产科服务体系初试成功，为创建其他服务体系提供新思路； S4：部分学科已形成一定区域影响力； S5：集团化办医为院区提供支持； S6：企业微信的开发	W1：技术特色尚未形成，医院竞争力弱； W2：融入义乌不深，人才本地化战略的实施存在一定的困难； W3：部分学科躺平现象明显，未能突破目前的困局； W4：经管医生责任制落实不到位，未形成持续性的医疗照护； W5：人才梯队不完善，中间骨干能力不够，质量安全体系尚未稳固，医疗隐患还是存在； W6：内卷现象明显，全院上下尚未形成合力
外部		

续表

| 机会（O）
O1：人口老龄化，潜在的医疗市场较大；
O2：江东有 32 万人口，外来人口占比为 70%，具有良好的市场；
O3：民众对特需服务的需求在不断增加；
O4：交通便利，患者到医院就诊更便利；
O5：疫情结束，沪杭专家来院变得更有序；
O6：互联网医院的发展 | SO 策略
S1O2：提供主动贴心的服务，制定便捷高效的服务流程；
S3O3：注重服务，做成有品质的医疗服务链；
S1O3：做好差异化发展，形成便捷、舒适、无痛的学科特色；
S1O2：打造 HCRM 系统，做好目标病种管理；
S4O5：充分利用上海专家平台，提高技术能力，提高疑难、危重症抢救能力 | WO 策略
W1O5：充分利用沪杭专家，带动特色技术形成和发展；
W5O2：建立稳固的质量安全体系，提升服务改进能力；
W2O2：加快融入义乌，反客为主，实现人才本土化建设 |
| 威胁（T）
T1：区域内医疗资源过剩、大医院扩张还在持续；
T2：医保基金筹资水平不足，支付能力在减弱；
T3：医共体资源垄断严重；
T4：国家对民营医院的管控将进一步增强；
T5：民众对民营医院的认可度存在差异 | ST 策略
S2T1：通过品质安全、技术、服务提升口碑，吸引更多患者，减少优质病源流失；
S2T4：深化质量安全体系，提高医疗品质，提升核心竞争力；
S3T2：深化发展服务链模式，提高特需医疗服务量、提高非医保收入；
S6T3：利用企业微信拓展医生个人品牌营销，提高知名度 | WT 策略
W4T5：落实全流程患者评估，多形式促进科室、部门之间有效合作，提供持续的、有品质的照护；
W3T5：建立符合医院发展方向、能激励员工的绩效体系；
W5T1：建立培训体系，建好人才梯队，人力资源最优化；
W4T5：重点抓科室主任能力建设，推动科室质量管理体系规范开展 |

经过分析共得出 16 条策略，对各策略的可行性、重要性、经济性进行评价，依据 80/20 法则，选出关键策略。

四、战略地图

根据选定的关键策略，制定了战略地图。

1. 2023年医院战略地图（如图3所示）

愿景：义乌百姓最温暖的医院

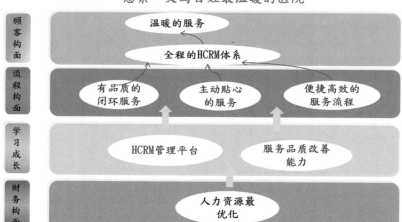

图3　2023年医院战略地图

2. 从医院战略地图导出服务品质战略地图（如图4所示）

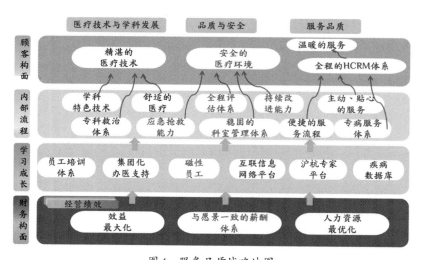

图4　服务品质战略地图

3. 策略目标陈述

完成战略地图后，对每一策略目标设定KPI指标及目标值（即计分卡）（见表6）。

表6　服务品质主题的计分卡

战略目标	衡量指标	目标值
温暖的服务	患者满意度 门诊就诊人次 住院人次	≥ 96% ≥ 34 万人次 ≥ 2.5 万人次
全程的 HCRM 体系	管理客户数 目标病人管理数 慢特病人管理数	≥ 5 万人 / 年 ≥ 4000 人 / 年 ≥ 6000 人 / 年
主动贴心的服务	服务改进项目数	≥ 5 项
便捷高效的流程	服务流程改进项目数	≥ 4 项
有品质的闭环服务	打造服务链数量	≥ 3 条
HCRM 信息支持	开发软件数量	1 套
服务改进能力	门诊有感服务落实率	≥ 90%
人力资源最优化	门诊辅助人员年人均服务人次	≥ 10000 人次
	智能物流线路	≥ 20 条

4. KPI 指标说明

对每一个 KPI 指标进行说明，内容包括指标定义、计算公式、目标设定理由、指标性质、数据收集部门、监控负责人、数据来源、收集频率等（见表7）。

表7　KPI 说明（举例）

衡量指标名称	门诊有感服务占比		指标定义	门诊医生接诊病人时有感服务人数占查检总人数的比例				
计算公式	单位时间内抽查门诊医生接诊病人时有感服务人数 / 抽查总人数 ×100%		目标值	≥ 90%				
目标设定理由	为患者提供有感服务提升患者体验		指标性质	过程 / 领先				
数据收集部门	门诊部		监控负责人	徐 ×				
数据来源	现场观察		收集频率	每月				
（2023 年）月份	5 月	6 月	7 月	8 月	9 月	10 月	11 月	12 月
有感服务占比	80%	90%	95%	90%	95%	100%	90%	95%

五、行动方案

服务品质策略主题小组根据战略目标和KPI指标目标值展开讨论，提出目前的痛点问题，在医院举行的共识营开展广泛的讨论，集思广益，最终达成共识。战略小组对行动方案进行整理，确保行动方案与战略目标充分匹配，总结归纳见表8。

明确KPI指标、行动方案后，为达成战略目标，需动态配置资源，对财务资源、人力资源、实物资源、信息资源等实行战略性优化匹配，保障战略实施需要。在各项行动方案落实前编制战略预算，提交战略管理小组审核（见表9）。

表8 服务品质主题战略地图计分卡及行动方案

服务品质主题	战略目标	衡量指标	目标值	行动方案	编号	负责人
客户 （温暖的服务 / 全程的HCRM体系）	温暖的服务	患者满意度 门诊量 住院人次	≥96% ≥34万人次 2500人次	建立全程的 HCRM 体系	/	/
	全程的HCRM体系	管理客户数 目标病人管理数 慢特病人管理数	≥5万人/年 ≥4000人/年 ≥6000人/年		行动方案八	王××
内部流程 （主动贴心的服务 / 有品质的闭环服务 / 便捷高效的流程）	主动贴心的服务	服务改进项目数	≥5项	①服务痛点改进：改善包皮手术患者术后换药体验、专人陪伴手术等待患者，设定医生发生最短看诊时间； ②提供惊喜服务：送点心及节日送祝福活动	行动方案七	何××
	便捷高效的流程	改进服务流程数	≥4项	实行流程改进：优化产科门诊就诊流程，改善急诊结石疼痛处置流程，改善结石取支架流程，改善门诊内镜检查预约流程	行动方案六	徐× 贾××
	有品质的闭环服务	服务链数量	≥3条	打造服务链运行模式：首推产科服务链，泌尿外科服务链，消化内镜服务链	行动方案五	吴××
学习成长 （HCRM信息支持 / 服务改进能力）	HCRM信息支持	开发软件数量	1套	与软件公司合作开发 HCRM 系统并投入使用	行动方案三	明××
	服务改进能力	门诊有感服务措施落实率	≥90%	推动门诊有感服务	行动方案四	任×
财务 （人力资源最优化）	人力资源最优化	门诊辅助人员年人均服务人次	≥10000人	整合资源优化收费流程	行动方案二	徐×
		智能物流线路	≥20条	引进互联网＋智能物流	行动方案一	何××

表9　行动方案（举例）

行动方案名称		整合资源优化收费流程			
所支撑的医院战略要素名称		人力资源最优化			
项目负责人	徐 ×	项目牵头部门	门诊部	项目参与部门	财务科
项目开始时间	2023 年 5 月 15 日	项目结束时间	2023 年 9 月 15 日	项目持续时间	4 月
项目目标描述：优化门诊收费流程					
项目所需资源：项目所涉预算 8 万元					
里程碑日期	里程碑描述				
2023 年 5 月 14 日—5 月 25 日	设计新门诊收费流程				
2023 年 6 月 4 日—6 月 14 日	制定诊区导医收费工作制度、操作标准				
2023 年 6 月 15 日—7 月 31 日	导医收费员经相关业务培训、考核通过后，开通收费员权限				
2023 年 7 月 1 日—8 月 30 日	收费窗口分楼层设置改造				
2023 年 7 月 15 日—8 月 30 日	逐步增加诊区收费所需的信息设备				
2023 年 8 月 4 日	组织开展导医收费相关理论和操作竞赛，提高导医的收费技能				
2023 年 9 月 3 日	全面实施新的收费流程				

六、战略实施

（一）行动方案实施一

行动方案一	行动方案	引进互联网 + 智能物流
	战略目标	人力资源最优化

行动方案实施前：
①门诊诊区采集的血液、体液、病理等标本由工人转送至目标科室，工人忙时护士自行转送。
②病房的体液标本、非真空试管采集的标本由转运工人转送，转送工人定时上门收取标本，急诊标本临时呼叫工人转送。内镜室清洁镜子及污染镜子由护士送收。
对策内容：
购置物流机器人 5 台，用于标本转运和内窥镜转送。

行动方案实施：
负责人：何 ×× 实施时间：2023 年 8 月 1 日 实施地点：需转送标本的区域
具体实施步骤：
①采购转送物流机器人 5 台；
②规划物流机器人收送路线，设置停靠站、充电站、手机呼叫系统、跨楼层转送电梯呼叫；
③测试确保转送流程安全、顺畅；
④医务部、护理部联合梳理智能机器人收取标本流程及相关注意事项，包括呼叫时间的要求、交接流程以及机器人的使用规范，明确机器管理责任科室；
⑤对使用部门进行操作技能培训；
⑥投入试用后设备科室负责跟进效果，发现问题及时解决；
⑦8 月 20 日向全院所有病区推开物流机器人转运标本；
⑧机器人使用过程中出现异常报警处理，设备科监控机器人使用状态，接到报警及时处理；
⑨内镜中心投放物流机器人 2 台，用于内窥镜在操作间和清洗间的转送。

行动方案评价：
方案实施后共 12 个临床科室、5 个门诊科室、2 个医技科室应用物流机器人转送标本，8 月 1 日开始使用物流机器人，到 12 月无严重不良事件发生，物流机器人方便快捷，减少标本转送工人 1 名。

行动方案处置：
使用智能机器人转运提高了转运的效率，减少了人力，继续实施并持续检讨改进。

（二）行动方案实施二

行动方案二	行动方案	整合资源优化门诊收费服务流程
	战略目标	人力资源最优化

行动方案实施前：
收费处常规开放 2 门诊窗口、1 个急诊窗口，集中提供挂号收费、住院办理、出院结算等业务。随着门诊量和住院病人的增加，高峰期患者排队等候的时间长，在高峰期即便增加一个机动窗口，仍会出现拥堵的现象。等候时间长导致患者焦急，工作量大导致工作人员耐心不够，收费处一度成为医院投诉、差评最多的科室。

对策内容：
①增加服务窗口：诊区导医台增设通过手机扫描支付的挂号、收费、住院办理，以及制卡、建档功能；
②增加自助机功能：更新自助机 13 台，开放自助机自助建档、发票打印、报告打印功能；
③收费窗口分楼层设置：收费窗口分设在 1 楼和 2 楼，方便患者选择就近现金收费点。

行动方案实施：
负责人：徐 ×   实施时间：2023 年 9 月 3 日   实施地点：门诊部
具体实施步骤：
6 月 4 日—6 月 14 日制定门急诊导医收费工作制度、各项操作标准流程；
6 月 15 日—8 月 4 日对全体导医进行收费员技能培训考核，考核通过后开通收费员权限，以竞赛的方式加强导医收费操作能力；
6 月 15 日—8 月 15 日逐步完成信息设备的支持：导医台增加收费系统、打印机、高拍仪等挂号、收费、住院办理所需设备，逐步开发诊区收费；
6 月 16 日—6 月 23 日新一代自助机上线，开放自助机医保实体卡、自助建档、发票打印功能；
9 月 2 日在 1 楼和 2 楼分别设置收费窗口；
9 月 3 日开始全面实施新的收费流程。

行动方案效果评价：
门诊专职收费岗位数：从每天 6 个岗位下降至 3 个，下降了 50%。
高峰时段收费等候时间从 3 月的 21.5 分钟逐步下降至少于 5 分钟，办理挂号、收费业务的患者得到有效的分流。患者就医过程简化，减少了患者等待时间，避免患者来回跑动（见表 10）。

表 10　3 月—12 月收费等候时间

月份	3	4	5	6	7	8	9	10	11	12
等候时间（分钟）	21.5	18.4	20.3	19.2	17.3	16.5	8.3	5.3	5.1	4.8

2023 年门诊辅助人员年人均服务 10263 人次，同比（2022 年 7560 人次）增加 35.74%。
附加效益：原收费处改成眼视光诊区，由于位置佳、人流大、临近儿科诊区等优点，眼视光业务增长 95%。

行动方案处置：
经效果确认为有效措施，继续实施并持续检讨改进。

（三）行动方案实施三

行动方案三	行动方案	开发基于企业微信的 HCRM 平台
	战略目标	HCRM 信息支持

行动方案实施前： ① 医院原有患者关怀系统为单向信息发送，没有互动功能； ② 医生应用企业微信基础功能无法分类管理患者，管理效率不高； ③ 企业微信没有关联医院 HIS，不能查看患者数据。 **对策内容：** ① 与软件公司合作开发客户管理平台； ② 设专人负责与软件公司对接，收集医院内部需求提交软件公司，把开发好的功能推广到临床科室试用； ③ 将试用过程中发现的不足反馈给软件公司，讨论整改方案； ④ 完成项目验收。	
行动方案实施： 负责人：胡××　实施时间：2023 年 4 月 28 日　实施地点：全院 **具体实施步骤：** ① 与企业微信、杭州特扬网络科技有限公司签订合作协议，由专人负责与公司对接； ② 提出 HCRM 平台的功能需求； ③ 每周视频会议跟进开发进度； ④ 开发完成的功能试用，了解临床的反馈，周视频会议反馈试用结果，讨论完善方案； ⑤ 完成项目验收。	
行动方案评价： 完成 HCRM 平台开发，包括客户管理、标签管理、随访管理、异常结果推送、积分管理、满意度测评、驾驶舱大屏等 11 项功能。	
行动方案处置： HCRM 平台运行稳定，作为推行全程的 HCRM 体系的基础支持继续推进。	

（四）行动方案实施四

行动方案四	行动方案	实施门诊有感服务
	战略目标	服务改进能力

行动方案实施前： 满意度调查，患者反映：医生看诊时间短、不被医生重视、医生没有查体、医生没有告知清楚。 **对策内容：** 实施门诊有感服务，提升患者体验。	

续表

行动方案实施：
负责人：任 ×　　实施时间：2023 年 2 月 15 日　　实施地点：门诊
具体实施步骤：
① 门诊部制定有感服务标准，包括通用版的看诊标准流程、有感服务措施等内容；
② 门诊部为每一个专科配备局部解剖模型，医生可以利用模型更加形象地讲解病情、治疗方法等，呼吸内科门诊配备制氧仪、吸入剂宣教模型，内分泌诊室配备教学用胰岛素笔，皮肤科配备放大镜，医生应用工具辅助诊断、宣教；
③ 各专科细化看诊标准流程，专科有感服务措施培训后实施；
④ 服务小组现场抽查 20 人次有感服务落实情况；
⑤ 督查结果经院周会反馈，列入服务考核。

行动方案评价：
方案推行后，共 21 个专科制定专科版的门诊有感服务措施。院服务小组督查结果显示，有感服务措施落实率逐步上升，达到目标值 90%（见表 11）。

表11　2023年有感服务措施落实率

月份	5	6	7	8	9	10	11	12
有感服务措施落实率（%）	80	90	95	90	95	100	90	95

行动方案处置：措施有效，继续实施，并持续检讨改进。

（五）行动方案实施五

行动方案五	行动方案	打造服务链运行模式：首推产科服务链、泌尿外科服务链、消化内镜服务链
	战略目标	高品质的服务

行动方案实施前：
患者就医时各部门沟通不到位、流程烦琐，不能及时满足患者的需求，给患者带来不良的就医体验。
对策内容（以产科服务链为例）：
① 建立产科服务链组织，明确岗位职责；
② 梳理产科门诊、产房、病房就医流程，撰写各关键环节服务剧本；
③ 建立服务链 KPI 指标及目标值；
④ 建立例会制度，对指标完成情况、患者满意度进行反馈，讨论整改方法，对各部门在服务链运行过程中的问题开展讨论并提出解决方案，例会后跟进落实情况及效果。

续表

行动方案实施：
负责人：吴××　实施时间：2023 年 2 月 1 日　实施地点：产科门诊、产房、病房
具体实施步骤：
① 组建产科服务链领导及推动小组；
② 制定产科提升方案：明确组成成员、各成员职责、组织的工作目标、KPI 指标及目标值等；
③ 建立服务链例会制度，会议频率每月一次，会议内容主要是跟进指标完成情况，患者满意度反馈，分析患者需求，讨论运行中存在的问题，提出解决方案，例会后跟进现场实施情况，下次例会跟进落实效果。

行动方案评价：
① 产科服务链：2023 年产科的分娩量从 2189 人上升到 2974 人，同比增长 35.86%；
② 泌尿外科服务链：2023 年泌尿外科门诊碎石量从 794 人次上升到 1061 人次，同比增长 33.63%，结石手术量从 602 例上升到 632 例，同比增长 4.98%；
③ 消化内镜服务链：2023 年 ESD（内镜黏膜下剥离术）完成量从 75 例上升到 167 例，同比增长 122.67%，ESD 转化率从 37.31% 上升到 74.31%，同比增长 99.17%。

行动方案处置：
经效果确认为有效的专科运行模式，制定服务链实施考核标准，继续实施并向全院推广。

（六）行动方案实施六

行动方案六	行动方案	优化服务流程
	战略目标	便捷高效的流程

为了提升患者的体验，提升医院口碑，通过梳理服务流程、参访标杆医院，优化产科门诊就诊流程，改善急诊结石疼痛处置流程，改善结石取支架流程，改善门诊内镜检查预约流程。

流程改进 1：优化产科门诊就诊流程
负责人：徐×　实施时间：2023 年 7 月 1 日—8 月 1 日
改善前：产科诊区内没有设挂号窗口、B 超检查室，没有诊区内标本采集、住院办理业务，孕妇产检时需要到相关部门排队等候。
改善后：重新规划产科诊区，增加 3 个 B 超检查室，增加标本采样点，孕妇产检可以在诊区内一站式完成挂号、看诊、缴费、超声检查、血尿便白带标本采集、胎心监护、住院手续办理等项目，不需要来回奔波于各检查科室。

续表

改善后，2023 年 8 月—2024 年 2 月产科门诊接诊 23654 人次，同比增长 31 月 12%。

流程改进 2：改善急诊结石疼痛处置流程

负责人：沈 ×× 实施时间：2023 年 3 月 1 日

细化时间节点服务，责任到人，提前设立药卡，诊间收费，安排专席，执行情况见表12。

表12 改善后急诊结石疼痛 NRS（数字分级法）评分 ≥ 4 分患者止痛药物执行率

月份	3	4	5	6	7	8	9	10	11	12
执行率（%）	90	95	90	90	100	100	100	100	100	100

流程改进 3：改善结石取支架患者就医流程

负责人：贾 ×× 实施时间：2023 年 1 月 1 日

改善前：患者出院后到门诊随访，医生评估后告知是否可以取支架，开住院单。

改善后：支架取出术患者入院实行提前预约制，支架植入术患者出院时，医生告知患者取支架时间，并在出院记录上注明→患者出院结算后即办理再住院手续→住院单交给护士统一管理→住院 3 日门诊完善检查→住院日患者直接入住病区，患者出院后进入 HCRM 结石支架植入术患者路径管理。

流程优化后，对患者进行全程闭环管理，患者清楚下次住院时间，无需到门诊挂号就诊办理入院，患者当天就可出院。

流程改进 4：改善门诊内镜检查预约流程

负责人：徐 × 实施时间：2023 年 4 月 1 日

① 普通胃镜符合空腹条件无需预约当日完成；

② 结肠镜检查一站式预约，医生评估开出结肠镜检查医嘱，缴费后到导医台即可完成预约、给药，注意事项宣教后即可离院，患者不需要跑内镜室和药房；

③ 检查前 3 天短信提醒肠道准备饮食注意事项，检查前一天电话提醒服药注意事项并确认患者已掌握。

改善后，患者肠道准清洁度从原来的 78% 提升到 91%。

（七）行动方案实施七

行动方案七	行动方案	服务痛点改进，提供惊喜服务
	战略目标	主动贴心的服务

痛点改进 1：设定门诊医生最短看诊时间

实施时间：2023 年 4 月 15 日

①门诊部制定最短看诊时间要求：看诊时间以问清、查清、说清、写清为原则（见表13），医生要根据门诊量、病情复杂程度酌情安排，各专科可根据各自特点进行细化；

续表

表13　门诊看诊时间规范（通用）

半天门诊量	初诊要求	复诊要求
≥ 15 人	一般疾病 ≥ 7 分钟较复杂疾病 ≥ 10 分钟	3–5 分钟
≤ 15 人	≥ 10–15 分钟	3–5 分钟

②根据各科医生看诊时间特点设定单位时间号源数。

痛点改进 2：改善包皮手术患儿术后换药体验

实施时间：2023 年 6 月 30 日

设计奥特曼主题换药室，配备电视机，患儿换药时可观看奥特曼动画，分散患儿注意力、缓解疼痛；换药结束后患儿可以选择奥特曼的卡片、玩偶等奖品，用奥特曼激励患儿，提高疼痛阈值。

痛点改进 3：专人陪伴手术等待区患者

实施时间：2023 年 8 月 1 日

①招聘有医学专业背景、善于沟通、热情、耐心的手术室关怀师；

②负责患者在手术治疗室等待期间陪患者聊天，满足患者需求，介绍手术流程及手术各项情况，进行术前心理疏导，缓解术者的紧张情绪。

效果评价：

①制定医生最短看诊时间，实施一个月后看诊时间达标率达到目标值（≥ 90%）（见表 14）；

表14　看诊时间达标率

月份	5	6	7	8	9	10	11	12
看诊时间达标率(%)	75	90	95	100	95	90	90	95

②使用奥特曼主题换药室后，患儿换药配合度明显提高（如图 4 所示）；

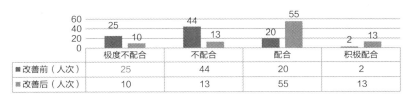

图5　对策实施前后患儿换药配合度比较

③专人陪伴手术等待区患者实施后该环节满意度从 73% 提升到 98%。

提供惊喜服务

①随着门诊量的增多，部分患者因各种原因 11：30 仍没有完成看诊，门诊部为此类患者及家属送点心，避免患者及家属过度饥饿；

②节日送祝福活动：节假日门诊部组织给当日门诊的患者送惊喜。

（八）行动方案实施八

行动方案八	行动方案	建立全程的 HCRM 体系
	战略目标	全程的 HCRM 体系

我们希望在保证医疗品质与患者安全的同时，做好服务，给患者良好的就医体验，培养忠诚的客户，提升行业内的口碑。医院提出构建全程的 HCRM 体系，依托企业微信的 HCRM 平台，实现从摇篮到摇椅全生命周期，院前、院中、院后、线下到线上的全程管理。

具体实施步骤：
①成立全程的客户关系管理体系的推动小组；
②制定全院企业微信推广方案；
③基于企业微信的 HCRM 平台进行客户管理：通过打造 IP、添加客户、客户画像、纳入客户路径管理、日常管理，培养忠诚客户，实现医疗转化、拉新裂变的过程（如图 6、图 7 所示）；

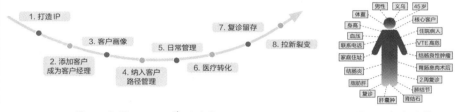

图 6　全程 HCRM 管理过程　　　　　图 7　客户画像

④对标签客户实行院后的路径管理：对客户完成标签后，平台根据预设路径自动生成随访或者关怀任务，客户经理可以对任务内容进行有针对性的编辑后发送，也可多条任务一键转发；
⑤对客户的日常管理：包括医院信息推送、节日问候、健康科普等内容，可以一对一发送，也可以通过朋友圈发送；
异常结果预警：患者各项检查检验的异常结果推送给医生，形成闭环管理，避免患者检查后没有回诊引起的安全隐患；
⑥进行客户全生命周期的管理；
⑦推送满意度调查问卷，收集患者意见、建议。

行动方案评价：
2023 年 6 月企业微信 HCRM 系统上线后，企业微信后台数据监控显示新增客户数稳步上升；
2023 年 7—12 月新增客户管理数 11820 人，9—12 月新增目标客户管理数 2664 人、特慢病管理人数 1528 人（见表 15）

续表

表15　基于企微HCRM平台的客户管理数量统计

月份	7	8	9	10	11	12	合计
新增客户管理数（人）	562	962	610	2975	3763	2948	11820
新增目标客户管理数（人）	/	/	616	650	544	854	2664
新增慢特病客户管理数（人）	/	/	438	297	265	528	1528

行动方案处置：
基于企业微信的 HCRM 平台的客户关系管理取得良好的效果，继续实施并持续检讨改进。

八、战略监测与回顾

（一）每月召开服务例会

最后确定的 KPI 指标和行动方案，每月跟踪分析。由服务品质委员会组织每月一次跟进行动方案落实情况及指标达成情况，根据需要对关键绩效指标体系的结构及目标值进行适当调整，达成对战略目标实施情况的调整与改进。

（二）每季召开战略回顾性会议

每季度召开战略管理委员会会议，院长主持，院领导班子成员及相关职能科室共同参加讨论。会议主要分析上一季度医院KPI指标、年度重点工作、成本控制、预算执行等情况，对战略目标及KPI指标达成情况进行回顾，及时纠偏，同时结合变动因素调整、修订计划。

（三）召开年中及年度战略校正会议

年中（一般在每年7月初）召开一次年中战略研讨会，会议总结半年战略执行情况，纠正本阶段战略执行过程的难点，修正并细化整体战略方案。

医院实行半年度及年度的战略评价，通过评估测量结果，将关键绩效指标实际数据与预测数据进行对比，并参考竞争对手、行业标杆数据，结合整体经济发展情况，分析发现战略实施偏差、存在的问题，采取改进措施保证战略目标实现。调整过程由院办组织，讨论结果经战略发展委员会批准实施。

九、取得的成效

（一）患者满意度及业务量

1. 2023年义乌市卫健局满意度调查结果显示，医院12个月中有10个月排名第一，年度排名第一（如图8—图9所示）。

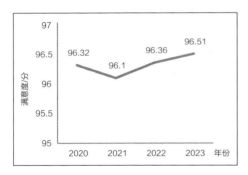

图8　2020—2023年义乌市市属医院满意度调查

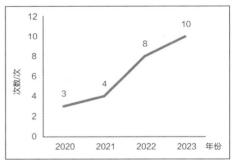

图9　2020—2023年义乌市市属医院12个月中满意度排名第一的次数

2. 2023年门诊服务390307人次，同比增长22.73%（如图10所示）。

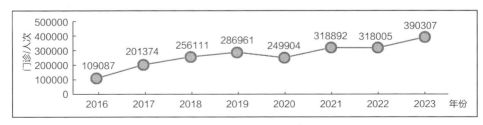

图10　2016—2023年医院门诊量变化

3. 2023 年住院服务 26511 人次，同比增长 22.54%（如图 11 所示）。

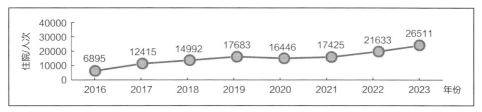

图 11　2016—2023 年医院住院人数变化

4. 2023 年手术量达 7348 人次，同比增长 22.51%（如图 12 所示）。

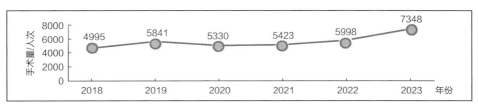

图 12　2018—2023 年医院总手术量变化

5. 2023 年三、四级手术量达 1988 人次，同比增长 14.45%（如图 13 所示）。

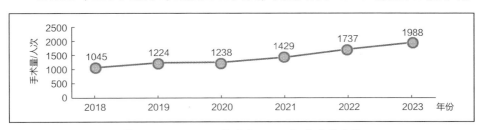

图 13　2018—2023 年医院三、四级手术量变化

（二）推广应用

1. 服务链模式推广：院级服务链 3 条、科级服务链 4 条，到院参访医院 4 家、院外推广 2 家。

2. 企业微信 HCRM 系统推广：到院参访医院 10 家、院外推广 4 家。

十、检讨与改进

在战略实施过程中，2023年全年满意度有两个月没有排名第一：一次是8月，排第二位，原因是稠州医院满意度突然升高，而天祥医疗东方医院保持常态水平，说明各家医院都很重视服务，努力改善就医体验；12月排名第三，满意度下降的原因为儿科门诊量激增，医院儿科急诊的接诊能力严重不匹配，患者对排队叫号、等候时间、环境等不满意增多，对此院长现场办公解决了医生护士人员不足、信息系统的问题，形成了急诊门诊量突然大量增加的应急调配方案，及时发现急诊量大幅增加的趋势，进行资源调配，保证急诊诊疗服务的质量。

服务无止境，我们继续秉承以客户为中心的理念，满足客户日益增长的需求，提升患者就医体验，最终实现义乌民众最温暖的高品质医院。

本案例由天祥医疗东方医院提供

主要团队成员：王跃胜、吴海英、徐静、何杭英、贾艳丽、胡丽娜

专家点评

背景与实践意义：在激烈竞争的市场中，民营医疗机构相比公立医院，往往面临资源与民众信任不足的挑战，提升服务品质和口碑成为增强医院核心竞争力的关键所在。本案例直观呈现了一家民营医院构建以服务品质为主题的战略制定和实施路径，展现了医院服务品质管理的创新实践，对于其他医疗机构开展战略管理具有借鉴意义。

品管工具与创新点：本案例运用平衡计分卡的品管手法，采用SWOT分析明确医院的内外部环境，为战略制定提供了科学依据，采用PESTEL分析模型、五力模型以及关键成功要素法分别对宏观环境、行业环境与微观环境进行分析，为战略制定提供支持，并利用平衡计分卡从四个维度制定医院战

略目标，通过讨论形成共识的行动方案。案例使用的管理工具与方法丰富，平衡记分卡行动实施步骤详细，确认实施效果良好。案例创新性在于将现代管理工具与医疗服务深度融合，以全方位提升服务品质为目标开展行动，体现了"以患者为中心"的服务理念。

改进意见：（1）平衡记分卡中的"人力资源最优化"以及下级的两项衡量指标与财务维度相关性弱，建议调整到其他维度，如"引进互联网＋智能物流"可纳入便捷高效的流程中，或优化设计与财务维度关联紧密的指标，比如与服务品质关联的绩效设计。（2）在战略地图的构建上，可以进一步细化每个维度的具体行动措施，明确各措施之间的逻辑关系。（3）对策确认时要注意业务量正常规律性增长和服务流程设计带来增量的区别。

点评专家：付自政　李盈